KB173269

**맨발걷기,
뭐가 맞는 거죠?**

현직 의사가 알려 주는 맨발걷기 제대로 하기 로드맵

맨발걷기, 뭐가 맞는 거죠?

초판 1쇄 발행 2024년 1월 15일

지은이 김정훈

펴낸곳 망고나무
전화 031-908-8516(편집부), 031-919-8511(주문 및 관리)
팩스 0303-0515-8907
주소 경기도 파주시 문예로 21, 2층
홈페이지 www.iremedia.co.kr **이메일** mango@mangou.co.kr
등록 제396-2004-35호

편집 정승혜, 주혜란, 이병철 **디자인** 최치영
마케팅 김하경 **재무총괄** 이종미 **경영지원** 김지선

저작권자 ⓒ 김정훈, 2024
이 책의 저작권은 저작권자에게 있습니다. 서면에 의한 허락 없이 내용의 전부 혹은
일부를 인용하거나 발췌하는 것을 금합니다.

SBN 979-11-93394-14-4 (13510)

＊ 가격은 뒤표지에 있습니다.
＊ 잘못된 책은 구입하신 서점에서 교환해드립니다.

당신의 소중한 원고를 기다립니다.
mango@mangou.co.kr

현직 의사가 알려 주는 맨발걷기 제대로 하기 로드맵

맨발걷기,
뭐가 맞는 거죠?

김정훈 지음

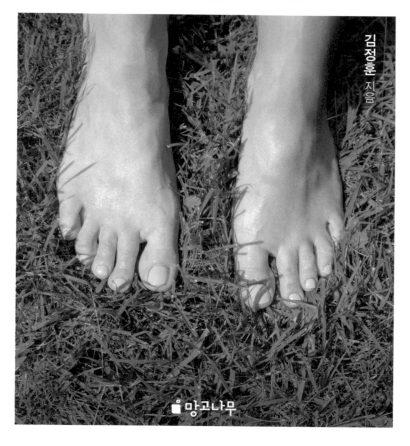

망고나무

요즘 맨발걷기는 단순한 바람을 넘어 돌풍에 가깝게 유행을 타고 있습니다. 저도 맨발걷기로 고지혈증을 극복하고 건강을 회복하는 데 많은 도움을 받았습니다. 그 경험을 SNS로 알려 드리던 중 다양한 궁금증과 함께 맨발걷기에 대한 오해들도 많이 있음을 알게 되었습니다. 그래서 그저 책상머리 공부를 통해 알게 된 메마른 지식이 아니라, 3년 반 동안 스스로 맨발로 걸으며 건강을 되찾은 경험과 논문, 다양한 책들을 통해 체득한 생생한 지식을 함께 나누기 위해 글을 쓰게 되었습니다.

맨발걷기를 하던 중 맨발걷기 경험이 저보다 훨씬 풍부한 분들을 많이 만났습니다. 그중에는 16년간 하루에 6~7시간 동안 산을 타면서 맨발걷기를 하신 분도 있었습니다. 현실적인 조언은 그런 분에게서 더 많이 얻을 수 있을 것입니다. 다만 제가 이렇게 글을 쓰는 것은 현직 의사 중에 직접 맨발로 체험하고 현실적인 조언을 주는 분은 별로 없는 것 같아서입니다. 그리고 환자들을 직접 치료하면서 알게 된 내용들과 맨발걷기의 원리 등을 공유하기 위해서입니다.

우선 매스컴과 동호인들은 왜 맨발에 열광하는지 맨발의 의미와 과학적 원리에 대해 살펴볼 것입니다. 그리고 맨발걷기의 실질적인 효과와 주의할 점은 어떤 것이 있는지 하나하나 알아보겠습니다. 최근 몇 개월간 제 SNS 계정으로 수많은 질문이 쇄도했습니다. 맨발걷기를 하면서 좋았던 점, 힘들었던 점, 그 과정에서 품게 된 궁금증과 문제점에 대해 일일이 답을 다 해 드릴 수 없었는데 이 기회에 정리해 보겠습니다. 그중 일부는 정말 건강에 도움이 되는 것도 있고, 근거가 부족한 것도 있습니다. 때로는 터무니없이 과도한 기대로 오히려 건강을 해치는 경우도 드물지만 분명히 있었습니다.

이 책을 통해 맨발걷기에 대한 자신만의 목표를 정하고 자신의 상태에 맞는 적절한 방법을 찾으시기 바랍니다. 그리하여 이 지구별을 좀 더 평화롭고 건강하게 여행하기를 기원합니다.

이 책을 읽고 나면 다음과 같은 내용을 알게 되실 것입니다.

- 도대체 맨발로 걷는다는 것은 과연 어떤 의미일까요?

- 맨발걷기의 구체적인 효과는 무엇일까요?

- 이 낯선 움직임에 주의점은 없을까요?

- 어떻게 하는 것이 나에게 가장 잘 맞는 효과적인 맨발걷기일까요?

지금부터 하나하나 살펴보도록 합시다.

차례

서문　　　　　　　　　　　　　　　　　　　　　　　004

PART 1

맨발의 의미: 도대체 맨발이 뭐라고?

01　접지, 지구와 접속하다　　　　　　　　　　018

02　풋코어 강화 효과　　　　　　　　　　　　026

03　맨발로 전신적인 이완을　　　　　　　　　031

PART 2

맨발걷기 시작: 맨발걷기 이렇게 하세요

01　맨발걷기: 나에게 맞는 최적의 장소는?　　038

02　맨발걷기의 속도　　　　　　　　　　　　050

03　마음의 각도: 당신의 목표는 뭔가요?　　　055

04　맨발걷기 주의 사항: 맨발도 안전이 최고죠　060

05　겨울철 맨발걷기, 왜 더 중요한가?　　　　064

PART 3 맨발의 다양한 효과

01	잠만 잘 자도 삶이 달라진다. 꿀잠 효과	085
02	혈액의 흐름이 부드러워진다. 혈액 흐름 개선	088
03	만병의 근원, 스트레스 감소	097
04	다양한 통증 호전 효과	104
05	운동 후 회복력 향상	109
06	노년기를 위협하는 골다공증 감소	112
07	만병의 근원, 염증을 호전시킨다. 염증 완화 효과	116
08	상처가 빨리 낫는다	121
09	맨발걷기의 어마어마한 운동 효과	126
10	삶을 풍요롭게 하는 풍부한 감각 회복	140

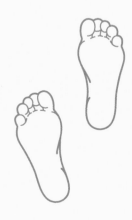

PART 4

맨발걷기, 무엇이든 물어보세요(Q&A)

01 맨발걷기에 대한 오해와 이상 반응   156

02 맨발걷기와 감염, 오염, 파상풍 주사   163

03 맨발과 활성산소 이야기   171

04 맨발걷기, 어디가 좋을까요?   184

05 맨발걷기와 통증   194

06 맨발걷기와 내과 질환   211

07 맨발걷기와 신경계 질환   230

08 맨발걷기와 수면   238

PART 5

맨발의 또 다른 의미

01 맨발과 경영 이야기   262

02 맨발로 만나는 또 다른 세계   271

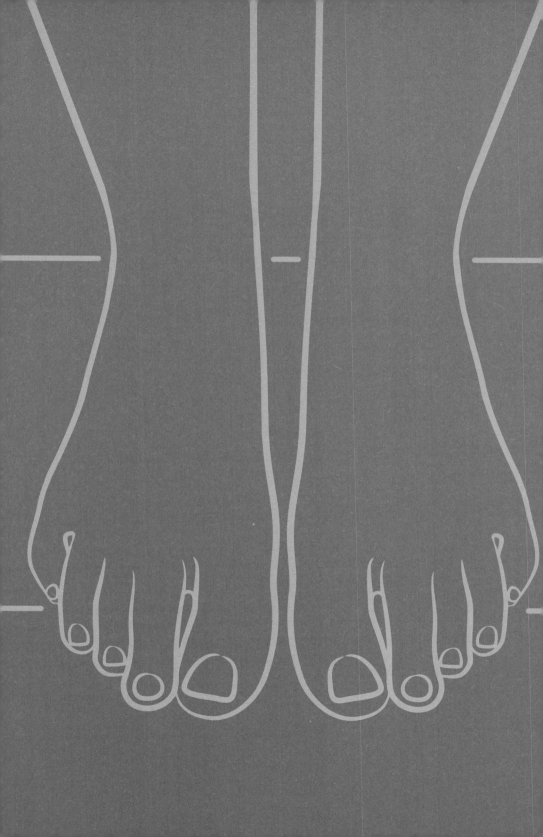

맨발의 의미:
도대체 맨발이 뭐라고?

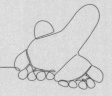

제가 어릴 때는 다 맨발로 산으로 들로 뛰어 돌아다녔습니다. 어쩌면 우리 자녀 세대에게는 이런 기억이 많이 없을지도 모릅니다. 저는 68년생이니까 제가 어릴 때인 70년대 초반에는 동네에 포장된 도로가 없었습니다. 동네에는 구슬치기하기 좋은 흙길이 전부였습니다. 그때도 신발을 신고 다니긴 했는데 놀러 다닐 때는 맨발로도 많이 다녔습니다.

그러다 어느 날 마을 어귀에 널따란 신작로가 생기고 80년대 들어서니 마을 구석구석에 시멘트 도로가 깔렸습니다. 그 당시의 시멘트 도로는 우리 동네가 좋아졌다는 하나의 상징 같았습니다. 미국에 다녀온 사람들에게서 미국의 도로는 전부 포장되어 있어서 신발에 흙 묻힐 일이 없는 덕분에 신발을 신고 안방까지 들어간다더라 하는 소문도 들었습니다. 그 당시는 그런 일이 가능할까 하면서 신기했었는데 벌써 오래전에 우리나라도 그런 형편이 되었습니다. 하루 종일, 어쩌면 일주일 내내 흙 한번 밟아 볼 일이 없을 때가 많습니다. 여하튼 포장된 도로가 자꾸 많아지면서 흙을 밟는 일은 점점 드물어졌고 그렇게 우리는 인류의 고향인 대지와 자꾸만 단절되어 왔습니다.

그런데 최근 맨발걷기 열풍이 불고 있습니다. 3년 반 전, 수성못과 앞산을 제가 맨발로 걸을 때 맨발 가족을 100명 중에 1명 정도 만났다면 지금은 맨발 반, 신발 반 정도라고 할 정도로 맨발로 걷는 분들을 쉽게 찾아볼 수 있습니다.

맨발로 우리가 땅을 디디고 산다는 건 과연 어떤 의미가 있는지 지금부터 의학적으로 살펴보도록 하겠습니다.

우리 몸을 구성하고 있는 다양한 조직들이 있습니다. 그중 힘줄, 근육, 혈관, 뼈, 피부와 같은 조직을 결체조직이라고 합니다. 쉽게 말하면 장기나 세포 사이를 연결하는 조직을 말합니다. 그런데 이런 조직들은 따로 떨어져 있는 것이 아니라 전부 다 하나로 연결되어 있습니다. 그 연결 매개체가 바로 전자(電子)입니다. 그러니까 한마디로 얘기하면 사람의 몸은 전자가 돌아다니지 않으면 제대로 작동이 안 되는 하나의 전자기기와 같은 것입니다.

휴대폰은 며칠만 충전 안 하면 배터리가 닳아서 아예 못 쓰게 됩니다.

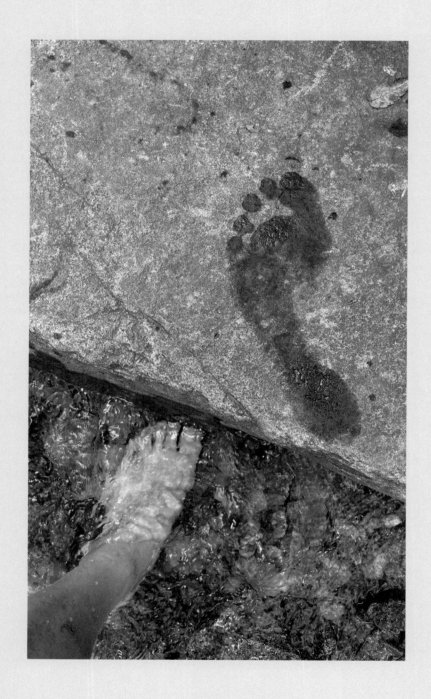

사람도 전자기기이니 충전을 하지 않으면 방전이 됩니다.

사람의 몸이 산소를 에너지로 쓰면서 불가피하게 발생하는 것이 활성산소입니다. 산소가 연소하고 남은 일종의 찌꺼기 같은 것이죠. 활성산소는 정상적이라면 우리가 사용하는 산소의 약 2% 정도 발생합니다. 맨발로 지구와 만나 충전을 하는 것이 일상이었던 우리 조상은 이 정도의 활성산소는 우리 몸 속에 있는 효소의 도움을 받아 잘 제거할 수 있었습니다. 그러면 큰 문제가 되지 않습니다. 그러나 매연과 오염된 공기, 각종 화학 성분이 가득한 음식들과 다양한 스트레스로 인해 활성산소가 비정상적으로 많은 현대의 환경에서는 분명히 문제가 됩니다. 활성산소가 넘쳐나는 환경에서 충전을 위한 특단의 조치 없이 우리 몸을 계속 사용한다면 만성염증과 DNA의 변형까지 생깁니다.

사람이 충전하는 방법에는 어떤 것이 있을까요?

물론 잠을 자는 것도 좋은 충전 방법입니다. 그러나 잠 외에도 또다른 충전 방법이 있습니다.

사람이 맨발로 지구와 만나는 것!

맨살이 맨땅과 만나는 것!

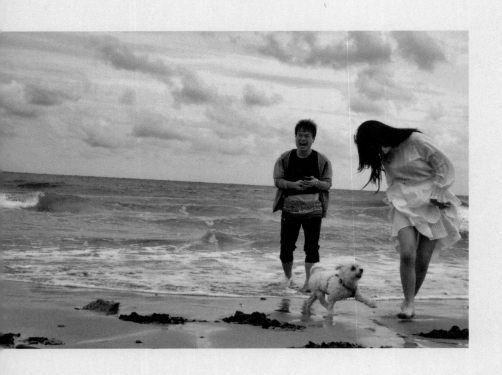

이것이 또 다른 충전 방법입니다.

사람은 신발을 신고 다니면서 지구와 직접적인 접촉에서 멀어지기 시작했습니다. 신발은 발전할수록 완전한 부도체로 작용합니다. 맨발로 흙과 만나며 늘 충전을 하던 삶에서 점차 충전을 하지 못하는 삶으로 바뀌어 간 것이죠.

옛날에 우리 조상들은 논을 매거나 들판에서 일을 하면서 수시로 땅의 전기에너지를 받고 살 수 있었습니다. 그렇지만 지금 우리가 신고 있는 신발들은 다 완전한 부도체이기 때문에 신발을 신으면 땅과 완전히 분리된 삶을 살게 되는 셈입니다. 그러니 배터리가 방전되는 것처럼 현대인이 방전된 상태가 바로 만성피로입니다. 현대인의 만성피로는 어쩌면 당연한 결과일지도 모릅니다.

제 SNS에 누군가 신발 때문에 지구와 멀어지게 된 것을 이렇게 표현하셨습니다.

"하나님이 아담에게 옷은 만들어 주었지만
신발은 만들어 준 일이 없다!"

접지,
지구와 접속하다

어쩔 수 없이 발생하는 활성산소

사람의 몸에서는 에너지를 만들 때 부산물로 계속 활성산소가 발생합니다. 활성산소라는 것은 우리 몸에서 산소를 사용하여 에너지를 만드는 과정에서 생기는 것으로, 전자쌍을 이루지 못해서 불안정해지는 산소들을 말합니다. 전체 산소 소비량의 약 2% 정도가 늘 활성산소로 바뀝니다. 불안정한 활성산소는 반응성이 강해서 연쇄적으로 세포 안에 들어 있는 다른 단백질, 지질, 핵산 등을 산화시킵니다.

그 결과 세포의 노화 사멸을 촉진하여 만성질환을 일으킵니다. 암,

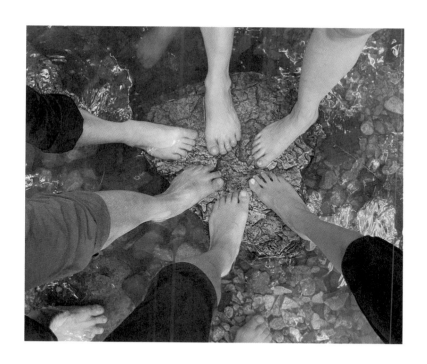

파킨슨병, 치매와 같은 치명적인 질환뿐 아니라 흔히 볼 수 있는 고지혈증, 당뇨, 비만과 같은 대사성질환을 일으킵니다. 활성산소는 한마디로 산소의 찌꺼기 같은 것이죠. 활성산소가 일으키는 염증 때문에 조직이 붓거나 다양한 만성 통증을 일으키기도 합니다.

활성산소는 인간이 살아가면서 산소를 이용하여 에너지를 만드는 과정에서 불가피하게 생길 수밖에 없는 것입니다. 산소가 없을 때는 7개의 ATP(생물체의 에너지 저장 물질)만 만들 수 있지만 산소가 있다면 32개까지 만들 수 있습니다. 만일 산소를 이용하지 않았다면

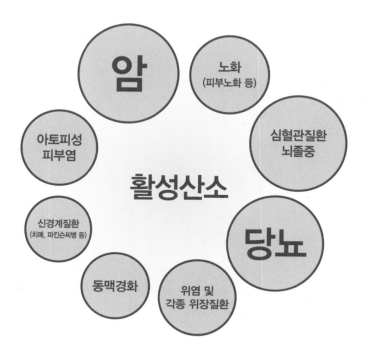

인간은 지금과 같은 진화된 모습을 갖출 수 없었을 것입니다.

미토콘드리아라는 내장형 배터리를 세포 안으로 끌어들인 결과, 인간은 고성능 배터리를 장착한 전자기계가 된 셈입니다. 미토콘드리아는 원래 완전히 다른 생명체였는데 약 20억 년 전, 원시 대기에 점차 산소의 농도가 증가하면서 우리 세포 속으로 들어와 함께 살게 되었습니다. 인간의 몸에는 대략 50조 개의 세포가 있는데 각 세포마다 미토콘드리아가 적게는 수백 개에서 많으면 수천 개까지 있습니다. 각 세포가 에너지를 얼마나 많이 쓰는가에 따라 미토콘드리아의 개수가 달라지는 것이죠. 세포 안에는 필수 유전 정보를 가지고 있는 유전자가 담긴 세포핵 하나와 수백~수천 개의 미토콘드리아가 있습니다. 인체에서 물을 제외하고 건조 중량을 계산해 보면 미토콘드리아의 중량이 절반이 넘습니다. (그러니 인체의 주인공은 어쩌면 내장형 배터리인 미토콘드리아일지도 모릅니다.) 어쨌든 인류가 지금의 효율적인 몸을 가지게 된 데에는 산소의 영향이 무척이나 컸습니다. 그리고 그 산소를 이용하여 에너지를 만드는 미토콘드리아가 매우 중요한 역할을 한 것도 사실입니다.

활성산소가 모두 나쁘기만 한 걸까요?

위에서 언급한 것처럼 산소를 에너지로 사용하는 중에 발생한 찌꺼기인 활성산소가 과도하게 쌓이면 노화와 질병을 일으킵니다.

에너지를 만드는 과정에서 만들어진 적당한 양의 활성산소는 세포 내에서 효소의 활성을 조절하고 호르몬을 만들며 세포의 성장과 분화를 돕습니다. 또한 적당한 활성산소는 수명이 다한 세포들을 정리하고 외부 침입자들을 공격하는 중요한 역할도 합니다. 활성산소는 농도에 따라 세포 내의 환경을 잘 조절할 수도 있고 세포 내 환경을 엉망으로 만들 수도 있습니다. 적당한 농도에서는 문제가 있는 세포들이 자연스럽게 사라지도록 합니다. 이런 상황을

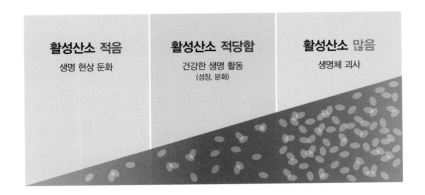

| 활성산소 적음 | 활성산소 적당함 | 활성산소 많음 |
| 생명 현상 둔화 | 건강한 생명 활동
(성장, 분화) | 생명체 괴사 |

세포자연사(apoptosis: programmed cell death)라고 합니다. 세포가 자연적으로 수명을 다하고 죽어 가는 것을 말합니다.

그러나 활성산소의 농도가 더 높아지면 괴사(necrosis)가 일어납니다. 이것은 세포가 파괴적인 죽음을 맞는다는 뜻입니다. 그러니 활성산소는 반드시 특정 상황에서 꼭 필요한 만큼만, 통제하에서 활동해야 합니다.

세포막에 있는 성장인자 수용체, 사이토카인 수용체와 같은 다양한 수용체를 통해 들어온 정상적인 신호는 좋은 활성산소를 만들고 이런 활성산소는 적절한 신호 전달을 끝내면 항산화제와 같은 청소부에 의해 정리됩니다.

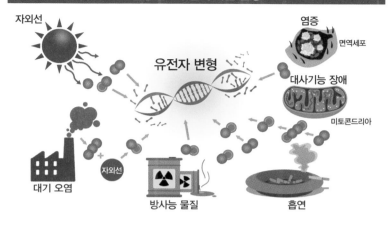

활성산소가 넘쳐 나는 환경

갑자기 넘쳐나는 활성산소 유발 환경

현대인은 오염된 공기와 물, 토양, 자외선, 산화된 식품과 다양한 화학 처리를 거친 음식, 자연적으로 분해되지 못하는 온갖 화학물질들, 약물, 담배, 과도한 스트레스 등 온갖 활성산소를 유발하는 환경에 둘러싸여 있습니다. 현대의학은 외상이나 감염과 같은 급성질환 분야에서는 예전과 비교조차 할 수 없는 발전을 보여 왔지만 짧은 기간에 급증한 활성산소로 인해 발생하는 만성질환에는 거의 대책이 없는 상태입니다.

최근 의학계에는 노화도 과도한 활성산소의 영향으로 이해하는 경향이 있습니다. 최근의 이런 연구 결과를 종합해 보면 과도한 활성산소를 없앨 수 있다면 사람은 훨씬 더 건강하고 오래 살 수 있을 것이라고 합니다. 이 문제에 대해서는 거의 모든 과학자들이 동의하고 있습니다.

활성산소를 중화시키는 항산화제

그렇다면 살면서 발생하는 과도한 활성산소를 해결하는 방법에는 어떤 것이 있을까요?

• 내부 항산화제

우리 몸에는 미토콘드리아에서 끊임없이 만들어지는 활성산소라는 찌꺼기를 제거하는 청소부가 있습니다. 이 청소부는 모두 효소입니다. 카탈라아제Catalase, 슈퍼옥시드 디스무타아제Superoxide dismutase, 페록시레독신Peroxiredoxin, 글루타레독신Glutaredoxin과 같은 다양한 효소가 미토콘드리아에서 끊임없이 만들어 내는 활성산소들을 중화시키고 있습니다.

• 외부 항산화제

항산화제를 음식이나 영양제로 섭취하는 것도 한 방법이 되겠습니다. 비타민C, E, 아연, 셀레늄과 같은 항산화 효과가 있는 음식을 섭취하는 것이 가장 좋은 방법입니다. 그러나 토양의 산성화와 식물을 기르기 위해 사용하는 다양한 화학제품들로 인해 식물 안에 포함된 비타민과 미네랄이 40년 전에 비해 거의 10분의 1 수준으로 줄어들었습니다. 이렇게 환경오염이 진행된 현대사회에서 항산화 음식을 충분히 섭취하기 어렵다면 영양제로 보충할 수도 있습니다. 그런데 그렇게 먹는 것 외에 항산화 효과를 누리는 방법이 없을까요?

• 무한한 항산화제, 지구(Infinite Antioxidant, Earth)

실제 실험 영상

그에 대한 대답이 우리가 신발을 벗고 맨발로 땅과 만나는 것입니다. 맨발로 지구와 만나면 지구에 있는 자유전자가 우리 몸으로 들어오게 됩니다. 실제 실험을 해 보면 압니다. 신발을 신었을 때 우리 몸과 땅은 일정 정도 전위차(실험결과 QR코드 참고)가 있다가 땅과 우리가 맨발로 만나는 순간 전위차가 사라집니다. 신발을 신으면 전위차가 생기던 것이 맨발로 땅과 만나면 사라지는 것은 땅에 있는 자유전자들이 몸으로 흡수되면서 전자쌍을 이루지 못하던 활성산소들을 전기적으로 중화시킨다는 의미입니다.

불안정하던 활성산소들이 안정적으로 전자쌍을 이루면서 염증을 완화하고 유전자를 보호하는 것입니다. 그동안 늘 무시당했던 발이 사실은 인체라는 전자기계의 충전단자였던 것입니다. 한마디로 얘기하면 맨발로 지구와 접속하는 것, 이것은 인체라는 전자기계를 충전하는 것과 마찬가지입니다. 이 상태를 접지라고 부릅니다.

풋코어
강화 효과

코어 근육이라는 말은 허리나 복부, 골반에 주로 쓰는 용어입니다. 그렇다면 발에도 코어 근육이 있을까요? 코어 근육은 기본적으로는 관절에 안정감을 주는 근육이라는 뜻입니다. 척추에 안정감을 주는 작은 근육 다발이 있는 것처럼 발에도 안정감을 주는 작은 근육들이 여럿 있습니다. 발가락을 벌리거나 오므리고 발의 길이를 줄이며 아치에 힘을 주는 근육도 있습니다. 정강이나 종아리에서 발로 내려오는 긴 근육을 외재근이라고 합니다. 한편 발 내부에서 시작하고 끝나는 짧은 근육들을 내재근 또는 풋코어 근육이라고 합니다. 이런 풋코어 근육들은 발에 있는 수많은 관절들을

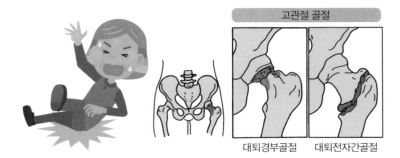

접지력이 약할 때 쉽게 넘어져

고관절 골절

대퇴경부골절　　　대퇴전자간골절

촘촘하게 이어 주면서 발이 흔들리거나 미끄러지지 않도록 지면에 단단히 고정하게 도와줍니다. 말 그대로 발의 핵심적인 역할을 담당하는 셈이죠.

"그때는 맞고 지금은 틀리다."

이 말은 신발에 대한 저의 느낌입니다. 거친 환경에서 발을 보호하기 위해 신발은 유용한 역할을 했습니다. 그렇지만 아쉽게도 현대인은 너무도 성능이 좋은 신발 때문에 발가락 사이의 이런 풋코어 근육을 쓸 일이 거의 없어졌습니다. 나이가 들면서 이런 근육 사이사이에 지방이 들어차고 근육의 부피는 줄어듭니다. 맨발걷기를 오래 한 사람의 발을 MRI로 촬영해 보면 발가락 사이의 풋코어 근육이 단단하고 풍부함을 볼 수 있습니다. 반면 신발걷기만

한 사람은 풋코어 근육에 지방이 끼고 근육도 작게 위축됐음을 확인할 수 있습니다.

결국 신발걷기만 한 사람의 발은 안정감이 떨어져서 노인은 넘어지기 쉽고 젊은 사람들은 발을 접질리기 쉽습니다. 특히 노인의 경우 넘어지고 나면 고관절 골절이나 척추 골절이 많이 생기는데 때로는 골절 후에 다시 걷지 못하게 되기도 합니다. 걷지 못하면 인지능력이 급속도로 떨어지고 치매로 진행하기 쉽습니다. 과거의 축복이 현재는 저주로 바뀐 셈입니다.

맨발로 순환이 잘되는 삶

발에서부터 시작된 혈액순환의 기능을 더욱 향상시켜 주는 것이 종아리 근육입니다. 종아리 근육 안에는 정맥혈관이 있는데 정맥혈관의 피를 심장으로 보내기 위한 밸브가 있습니다. 이 밸브를 자연스럽게 조절하는 것이 바로 종아리 근육입니다.

아래 그림과 같이 주기적으로 뒤꿈치 들기 운동을 하면 혈액순환이 더욱 촉진되어 발바닥에서 올라온 혈액이 심장으로 더욱 잘 순환되도록 하는 효과가 있습니다. 따라서 맨발걷기를 하면서 까치발로 뒤꿈치 들기 운동을 하신다면 더욱 큰 효과를 볼 수 있습니다.

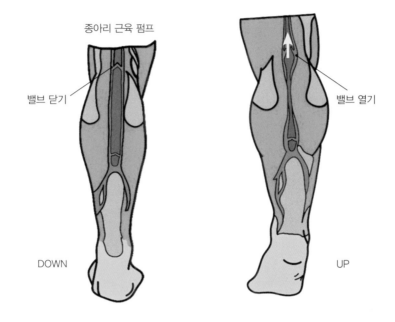

종아리 근육 펌프

밸브 닫기

밸브 열기

DOWN

UP

맨발로 풍부한 감각을 되살리는 삶

태어나면서부터 좋은 신발을 신은 요즘 아이들은 발이 바닥에 닿을 때 전혀 주의를 기울이지 않는 경우가 많습니다. 그래서 보행 검사를 할 때 맨발로 걸으라고 하면 무심코 터벅터벅 걸으면서 발바닥의 충격을 고스란히 받는 아이들이 많습니다. 만일 충격을 잘 흡수하는 신발이 없었다면 이렇게 터벅터벅 무심하게 걸을까요? 충격을 줄이고 바닥면에 주의를 기울이며 한 걸음 한 걸음 사뿐하게 걷지 않을까요?

맨발로 흙길을 걸으면 발이 바닥에 닿는 느낌을 고스란히 풍부하게 느낄 수 있습니다. 발바닥에서 올라오는 수많은 자극과 감각을 받아들이고 그 감각에 따라 발가락 근육을 정밀하게 사용하게 되는 것이죠. 저절로 풋코어 근육을 사용하며 운동을 하는 것입니다. 풋코어 근육에 지방이 줄어들고 탄탄한 근육으로 가득 차게 될 때 저의 삶도 더욱 탄탄해지는 것처럼 느낍니다. 자연스럽게 발이 바닥을 단단하게 움켜쥐어, 쉽게 넘어지거나 발목을 삐는 일이 줄어들게 될 뿐 아니라 인생에서 어려운 일이 있을 때도 쉽게 넘어지지 않을 것만 같습니다.

맨발로
전신적인 이완을

저는 평발입니다. 피로하면 발이 답답하고 묵직하게 느껴지곤 하죠. 처음 발마사지를 받았을 때의 그 느낌이 아직도 생생합니다. 온몸에 매달고 있던 짐이 벗겨지는 듯 가벼워지는 느낌이었습니다. 분명히 발을 만져 준 것뿐인데 온몸이 가뿐해지는 기분은 정말 말로 표현하기 어렵습니다. 발마사지를 받아 본 분들은 아시겠지만 발에 적절한 압력을 가하는 것만으로도 온몸의 혈액에 가속도가 붙는 느낌이 듭니다. 굳어진 발 근육을 풀어 주면 온몸을 떠받치느라 잔뜩 긴장한 발뿐 아니라 정신적인 스트레스까지 해소되고, 온몸의 세포들에게 평화의 메시지를 전하는 것처럼 느껴집니다.

발에 적절한 자극을 하면 혈액순환이 원활하게 되는 것은 과학적인 사실입니다. 그런데 발마사지는 발에만 효과가 있는 것이 아니라는 관점도 있습니다. 중국, 인도, 이집트, 아메리카 대륙과 같이 서로 교류가 활발하지 않았던 다양한 고대 문명들이 하나같이 발이 인체에 미치는 광범위한 영향을 알고 있었습니다. 지금으로부터 2,300년 전부터 고대인은 발에 몸의 장기와 연결되는 특별한 지점들이 있다고 믿었습니다. 이 믿음은 현대의학이 발을 이해하는 관점과는 또 다른 관점을 제시해 줍니다.

보완대체의학의 핵심, 발 반사요법

반사요법은 발뿐 아니라 손이나 귀에도 반사지점들이 있어 특정한 장기들이 손, 발, 귀와 연결되어 있다고 믿는 보완대체의학의 한 분야입니다. 영국은 발 반사요법을 보완대체의학의 한 분야로 보고 질병에 효과가 있는 분야를 선정하여 관리하고 있습니다. 실제 덴마크와 노르웨이 등지에서는 매년 족부 반사요법을 이용하는 사람들이 6% 정도 됩니다. 발 반사요법으로 수면의 질을 개선하거나 관절염이 호전되었다는 보고뿐 아니라 진행된 암 환자들의 통증을 개선하고 스트레스를 낮추어 삶의 질을 개선했다는 보고도 있습니다.

이런 반사요법의 기전들은 아직 과학적으로 모두 검증되지 않았습니다. 언제쯤 다 밝힐 수 있을지도 알 수 없습니다. 그러나 공짜로 지구로부터 발마사지를 받는다는 것만으로도 기분이 좋아지고 평온한 느낌을 받을 수 있습니다. 관점을 조금만 바꾸면 내가 지구를 밟는 것이 아니라 중력과 지구가 나를 부드럽게 마시지해 주고 있다는 것을 알게 됩니다.

이것은 자연이 인류에게 주는 모든 혜택을 평화롭게 누리는 일이죠.

발을 소중히 여기는 사회

어떤 사회가 가장 바람직한 사회일까요?

저는 발을 소중히 여기는 사회가 바람직한 사회라고 생각합니다. 왜 이런 뚱딴지같은 소리를 하는지 한번 들어 보시죠.

스위스는 대중교통과 시설물을 만들 때 장애인에게 가장 큰 우선 순위를 둡니다. 그들을 위한 공간과 편의시설을 갖추는 데 많은 비용을 당연한 듯이 씁니다. 버스에서 가장 좋은 자리는 장애인을 위한 자리이고 그들을 위해 버스의 난간을 바닥과 밀착하는 별도의 장치를 마련해 놓았습니다. 가장 약한 사람을 얼마나 배려하는

가 하는 것으로 그 사회의 품격을 알 수 있습니다. 스위스는 금융 강국이고 정밀산업이 발달한 나라입니다. 그러나 스위스가 가진 진정한 국가경쟁력은 가장 약한 사람들에게 보내는 차별 없는 시선과 사회적 배려가 아닐까 하는 생각을 하게 됩니다.

부처님이 살던 시대는 여자라면 사람 취급도 하지 않았던 때입니다. 지금도 인도는 계급으로 사람을 나누어 차별하는 전통이 뿌리 깊은데 2,500여 년 전에는 오죽했겠습니까? 그러나 부처님은 여자도 똑같이 수행자로 받아들였습니다. 물론 주변의 거센 반대도 있었지만 아랑곳하지 않았습니다. 부처님이 보기에 여자도 남자와 전혀 다를 바 없는 소중한 존재였으니까요.

예수님이 살던 시대도 마찬가지입니다. 사람의 숫자를 셀 때 여자와 아이는 셈에 넣지도 않았습니다. 하지만 예수님도 고아와 과부를 특별히 더 소중히 여기셨던 것 같습니다. 왜 그러셨을까요? 그 문화에서 가장 소외받고 가장 비천하게 여겨지는 사람들을 소중하게 바라보는 시선이 성인의 시선이며 신의 성품이기 때문이 아닐까요?

그렇다면 발을 가장 비천하고 못난이처럼 취급해 오던 문화적 관습을 버리고 발을 소중하게 여기면 어떤 일들이 벌어질까요? 소외받던 발을 소중하게 여기고 발의 목소리에 귀를 기울인다면 우리 온몸이 더욱 건강해지지 않을까요? 예수님과 부처님이 여자와 어린아이들을 소중하게 대하셨던 것처럼 우리도 그동안 소외되었던 발을 소중하게 대한다면 우리의 몸도, 우리의 사회도 더욱 평화롭고 바람직한 사회가 되지는 않을까요?

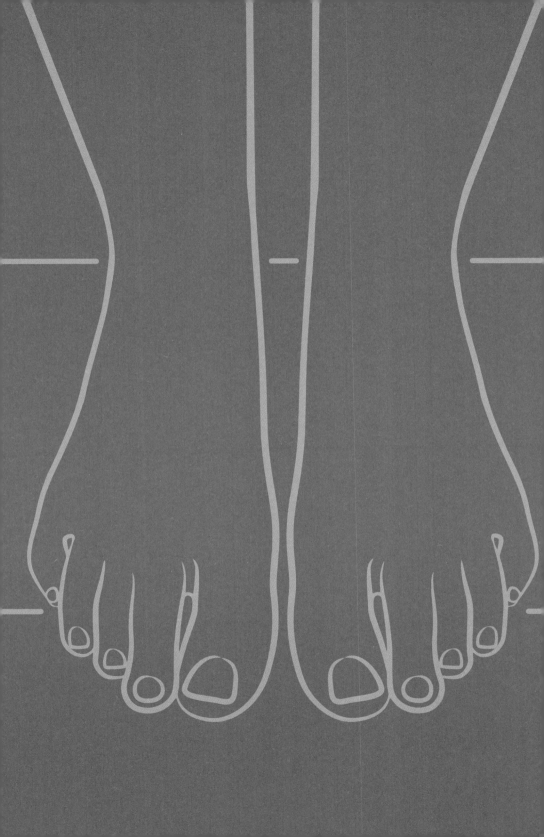

맨발걷기 시작
맨발걷기 이렇게 하세요

맨발걷기
나에게 맞는 최적의 장소는?

"맨발걷기는 어디서 하는 것이 가장 좋을까요?"

SNS 댓글로 가장 많이 받는 질문입니다.

큰 원칙부터 말씀드리면 내 발의 상태와 체력 수준, 맨발걷기 하는 목표에 따라 달라집니다.

맨발걷기를 할 때 가장 중요한 것은 '내가 어떤 바닥을 선택하느냐'입니다. 바닷가 모래사장 같은 곳은 좀 오래 걸어도 괜찮겠지만 숲길에서 맨발로 트래킹을 오래 하면 초보자는 굉장히 힘들 수 있습니다.

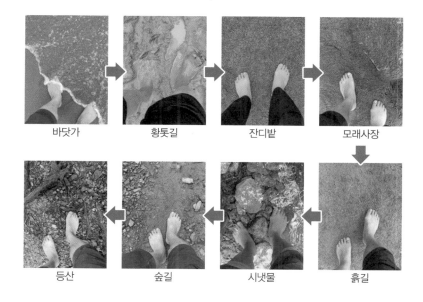

맨발걷기 난이도 예시

바닷가 → 황톳길 → 잔디밭 → 모래사장

등산 ← 숲길 ← 시냇물 ← 흙길

그래서 지금부터는 맨발걷기가 처음이거나 체력이 약한 분들을 위해 안전한 가이드를 해 드리겠습니다.

맨발 산책 난이도가 가장 낮은 단계부터 알려 드릴 테니 처음 하시는 분들은 순서대로 적응해 나가시면 좋겠습니다.

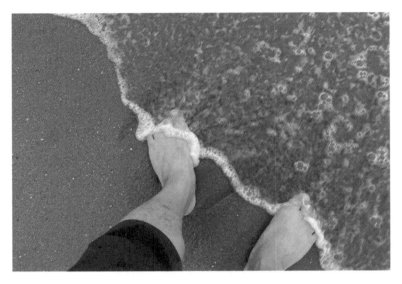

맨발로 촉촉한 바닷가를 걷는 게 가장 좋습니다. 물이 있고 또 소금기와 다양한 미네랄이 포함된 바닷물은 전자가 잘 흐를 수 있는 최상의 환경이죠.

바닷가 모래사장은 다칠 염려도 별로 없어서 최상의 맨발걷기 환경이라 할 수 있습니다. 물론, 바닷물에 젖지 않은 마른 모래사장도 좋습니다만 발이 푹푹 빠지면 생각보다 힘이 많이 들어서 오랫동안 맨발걷기를 하기 어려운 일도 많습니다. 바닷물에 젖어서 약간 단단해진 바닷가 모래사장은 최고의 맨발걷기 장소입니다. 바닷가에 사시는 분들은 정말 환상적인 환경에 사시는 셈이죠.

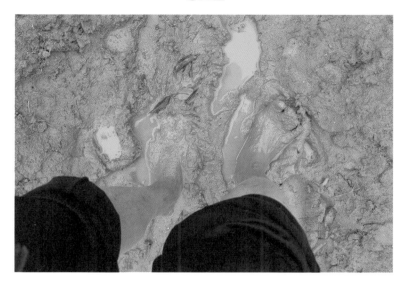

맨발걷기 난이도 두 번째는 황톳길입니다. 황톳길은 촉감도 매우 좋고 접지도 잘됩니다. 다만 물기가 너무 많으면 미끄러지기 쉽습니다. 그래서 균형 감각이 떨어지는 분은 주의하셔야 합니다. 나이가 많거나 몸이 불편하신 분 중에서 특별히 균형 감각이 떨어지신다면 맨발걷기 초기에 황톳길을 걷는 것은 추천하지 않습니다. 물론 균형 감각에 이상이 없는 분에게는 정말 좋은 맨발걷기 장소라 할 수 있습니다.

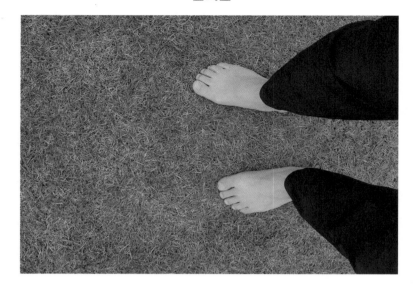

세 번째는 잔디밭입니다. 특히 비 오는 날 잔디밭은 제가 가장 좋아하는 맨발걷기 장소입니다. 저는 비가 오는 날 또는 비가 온 뒤의 수성못 잔디 광장을 무척 좋아합니다. 접지도 잘되지만 발바닥을 간질이는 그 느낌이 참 좋습니다. 잔디와 장난을 치는 것 같은 느낌 때문에 저는 잔디밭을 좋아합니다. 물론, 공식적으로 잔디밭을 보호하느라 금지해 놓은 곳은 피해야겠죠? 잔디밭을 말씀드리면 해충 같은 것, 특히 가을철에는 쯔쯔가무시와 같은 급성 감염병을 걱정하시는 분이 있습니다. 주로 풀밭에서 작업을 한다든지한 자리에 가만히 앉거나 누워서 오래 머무르면 해충에 물릴 가능성이 높아집니다. 그러나 걸어 다니면 물릴 확률이 낮아집니다.

희박한 확률이지만 그게 너무 걱정이 된다면 잔디밭에서는 맨발걷기를 안 하시는 게 좋습니다. 꼭 잔디밭에서 하라는 법은 없으니 불안감을 억눌러 가면서 억지로 맨발걷기를 할 필요는 없습니다. 맨발걷기는 그 자체의 운동 효과도 있지만 심신의 평화를 위해서도 좋은 건데 이렇게 불안하고 조마조마한 마음으로 맨발걷기 하는 것은 그렇게 바람직하지 않다고 생각됩니다.

모래사장

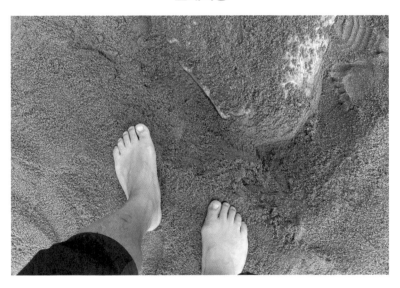

네 번째는 모래사장입니다. 여기는 제가 자주 가는 대구 앞산 공원의 고산골입니다. 고산골 입구에는 공룡 공원이 있습니다. 대구

시에서 몇 년 전에 만들었는데 아이들과 부모님들이 많이 찾는 명소가 되었습니다. 공룡 화석을 모래 속에 묻어 놓고 이걸 찾는 재미도 있습니다. 이런 공원이 아니라도 학교 운동장 구석에 있는 모래사장이나 아파트 놀이터에 있는 모래사장도 좋습니다. 특별히 모래사장 아래에 시멘트나 콘크리트로 바닥을 만들어 둔 것이 아니라면 대부분 접지가 잘되리라고 생각합니다.

면역이 약한 분들도 다칠 염려가 없이 안전하게 맨발걷기를 하실 수 있습니다. 혹시라도 모래사장 안에 위험해 보이는 물건이 숨어 있다면 한 바퀴 돌면서 조심스럽게 탐색해 보고 치운 후에 하시면 더 안전하겠죠?

흙길

다섯 번째는 흙길입니다. 흙길에는 마사토가 함께 깔려 있는 곳이 많습니다. 학교 운동장이나 공원 산책로에는 주로 흙바닥에 마사토를 같이 깔아 둔 곳이 많습니다. 흙길은 어떤 흙을 쓰는가에 따라 바닥의 거친 정도가 무척 다양합니다.

마사토는 모래처럼 고운 것도 있지만 작은 자갈처럼 거친 것도 있습니다. 아주 부드러운 흙길에서부터 자갈이나 모래가 섞여 있는

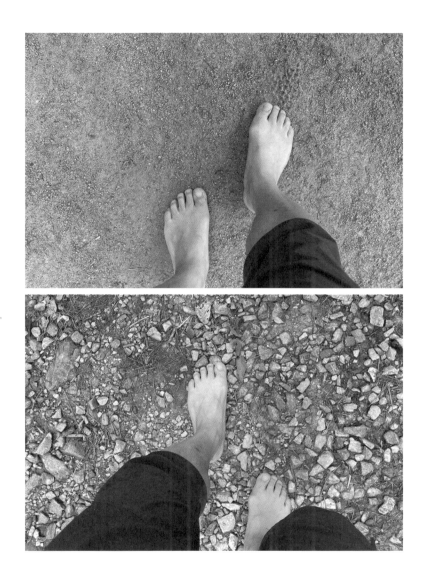

흙길도 있기 때문에, 자기 발바닥의 두께나 자신의 맨발걷기 이력,
체력 수준에 맞게 적당한 흙길을 선택하시면 되겠습니다.

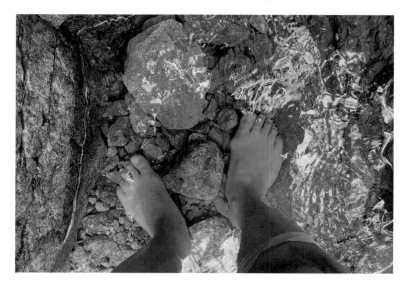

여섯 번째는 시냇물이나 강물이 흐르는 곳입니다. 냇물에는 돌이 많아서 발의 느낌은 좀 불편할 수 있습니다. 냇물도 바닥이 모래로 되어 있다면 얼마나 좋을까요? 섬진강 같은 곳은 강물에 모래사장이 넓게 깔려 있습니다. (몇 년 전 섬진강 모래사장에서 저희 집 강아지와 함께 뛰어 놀던 생각이 나네요.) 그런 강가라면 맨발걷기에는 아주 천국 같은 환경입니다. 그렇지만 돌이 좀 있는 곳에서는 그렇게 뛰어 다닐 수가 없겠죠? 하지만 대부분 조심해서 걷기 때문에 돌이 있는 시냇가도 그렇게 위험하지는 않습니다.

비가 많이 온 후, 산에 가면 시냇물이 콸콸 흐르는 모습을 볼 수 있습니다. 그럴 때 이게 웬 횡재인가! 하는 마음이 듭니다. 이제는 산에도 물이 많이 줄어들어서 이렇게 시원한 시냇물의 감촉을 마음껏 누릴 수 있는 기회가 그리 흔하지 않거든요. 1년에 몇 번 안 되는 귀한 기회이니 비가 많이 온 다음 날에는 가까운 산에 가서 시냇물에 발을 한번 담가 보시는 것도 좋겠습니다.

숲길

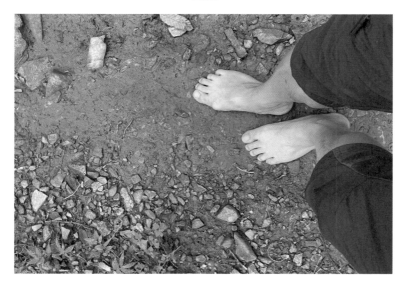

일곱 번째는 숲길입니다. 나무가 있는 숲길에는 낙엽도 있고 크기가 제각각인 돌들도 있습니다. 나무뿌리가 튀어나온 곳도 있어서 바닥이 굉장히 다채롭습니다. 낙엽이나 나무가 깔린 숲길에서는 원칙적으로는 접지가 되지 않습니다. 그러나 바닥이 낙엽으로만 완전히 다 덮여 있는 그런 길은 별로 없습니다. 낙엽들이 흙과 함께 뒤섞여 있기 때문에 숲길도 대체로 접지는 잘됩니다.

저는 맨발로 걸은 지가 꽤 오래된 데다가 발바닥도 좀 두꺼워서 트래킹할 때도 그냥 맨발로 하고 있습니다. 그 다채로운 자극을 통해 세상의 온갖 감각을 맛보는 경험이 제게는 무척 소중합니다.

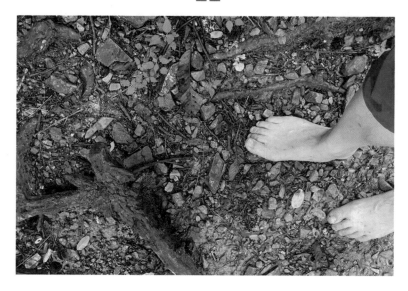

마지막은 산길입니다. 산길은 숲길과 바닥 그 자체의 성질은 비슷

하지만 경사가 있으므로 발목의 힘이 좋지 않다면 어렵습니다. 산길이라도 경사도에 따라서 난이도가 달라질 수 있습니다. 숲길을 한 시간 이상 걸어도 괜찮으신 분들이라면 산길도 도전해 보실 수 있습니다. 산을 올라가면서 맨발로 땅으로부터 올라오는 모든 감각과 친숙하게 되면 자연의 일부가 되어 내가 사라진 것 같은 느낌을 받을 때도 있습니다. 그러나 발목이 약하거나 면역이 낮은 분들이라면 산길은 추천하지 않습니다. 자칫 잘못하면 상처가 생기거나 다칠 수도 있기 때문입니다.

맨발걷기의
속도

"어떤 분은 천천히 걸어야 된다고 하고 어떤 분은 땀이 날 정도로 빨리 걸어야 한다는데 뭐가 맞는 걸까요?"

"걷는 시간이 중요한가요? 아니면 걷는 속도가 중요한가요?"

이렇게 물어보는 분들이 많습니다.

속도에 따라 발이 바닥에 닿는 부위가 달라져요

일반적으로 맨발걷기를 하면 신발을 신고 걸을 때보다 걷는 속도가 느려지는데 이것은 자연스러운 것입니다. 발이 활발하게 운동하면서 발뒤꿈치의 지방층과 족저근막, 풋코어 근육들이 신발의 쿠션 역할을 대신하기 때문입니다. 원래는 이렇게 내 발의 각 부위가 제 역할을 하는 것이 자연스러운 일이건만 그동안 신발이 더 자연스럽게 여겨진 것은 안타까운 일입니다. 비록 사회적인 환경 때문에 어쩔 수 없이 신발을 신는 상황이 많지만 신발이 발을 과잉보호하여 발의 기능을 망치는 일을 방치하면 안 됩니다. 오랫동안 제 역할을 못 하던 발이 제대로 기능할 때까지는 신발이 알아서 충격을 흡수할 때보다 아무래도 걸음걸이의 속도가 느려질 수밖에 없습니다.

걷는 속도가 느릴 때는 뒤꿈치부터 바닥에 닿아도 큰 무리가 없습니다. 발의 아치가 효과적으로 몸을 앞으로 밀어 주어서 오히려 효율적으로 걸을 수 있습니다. 그러나 속도가 빨라진다면 이야기가 달라집니다. 속도가 빠르면 발뒤꿈치에 가해지는 충격이 훨씬 커집니다. 발아치의 도움을 받아서 효율적으로 걷는 이득에 비해서 발뒤꿈치의 충격이 골반과 척추까지 영향을 주므로 손해가 더 큽니다. 그러니 속도가 빨라질수록 발이 바닥과 닿는 곳은 뒤꿈치에서 앞꿈치로 옮겨 가야 합니다. 속도가 빠를수록 좀 더 사뿐사뿐하게 바닥을 딛는 것이 좋습니다.

▰▰ 바닥의 단단한 정도에 따라 발이 바닥에 닿는 부위가 달라져요 ▰▰

맨발걷기를 할 때 바닥이 딱딱할수록 뒤꿈치보다는 앞꿈치로 딛는 편이 좋습니다. 그러나 맨발걷기를 처음 하는 분 중에는 발과 다리근육이 약한 분이 많아서 앞꿈치로 걷기가 쉽지 않습니다. 그럴 때는 속도를 더욱 늦추셔야 합니다. 발 전체가 바닥에 닿는다 하더라도 쿵쿵 걷지 말고 조금 더 가볍게 걷는 것이 좋습니다. 그래야 발에도 충격이 덜하고 허리나 골반에도 충격이 덜합니다.

모래사장이나 황토와 같이 바닥이 부드럽다면 걷는 방법이 크게 문제가 되지 않습니다. 그러나 마사토나 산길, 학교 운동장 등, 바닥이 딱딱하다면 발바닥이 땅에 닿는 느낌에 좀 더 집중하여 발뒤꿈치가 바닥에 세게 부딪치지 않도록 나비처럼 사뿐사뿐 걷는 것이 좋습니다. 특히 발이나 발목, 무릎, 골반이나 허리에 통증이 있는 분들이라면 더욱 주의해서 걸으시기 바랍니다.

간단히 말해 바닥이 딱딱할수록, 그리고 걷는 속도가 빨라질수록 뒤꿈치보다는 앞꿈치로 디뎌야 합니다. 발 전체가 닿는다 하더라도 조금 더 사뿐사뿐하게 걸으시면 충격을 최소화하고 안전하게 맨발걷기의 자유로움을 만끽할 수 있습니다.

맨발로 걸을 때 발이 땅에 닿는 요령을 정리하면 다음과 같습니다.

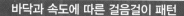

바닥과 속도에 따른 걸음걸이 패턴

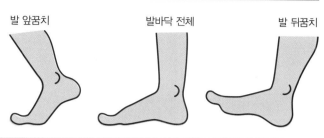

	발 앞꿈치	발바닥 전체	발 뒤꿈치
속도	빠르다	중간	느리다
바닥	딱딱하다		부드럽다
목표	운동효과		명상효과
에너지	체력과 활력		안정과 평화
신경계	교감신경계		부교감신경계

맨발로 걸을 때 속도가 느리거나 바닥이 부드러운 경우에는 평소와 같이 뒤꿈치가 먼저 바닥에 닿아도 됩니다. 이럴 때 맨발걷기의 목표는 명상과 같은 상태에서 안정감과 평화로움을 만끽하는 것입니다. 자율신경 중에서 부교감신경을 활성화하여 스트레스를 줄이고 온몸에 휴식을 가져다주는 효과가 있습니다.

속도가 빠르거나 바닥이 딱딱할수록 앞꿈치로 바닥을 딛는 것이 좋습니다. 이때는 맨발로 운동 효과를 누리는 것이 목표가 될 것입니다. 풋코어 근육과 장딴지 근육, 허벅지와 엉덩이 근육까지 강화하는 효과가 있으며 온몸에 활력을 가져다줍니다. 이때 자율신경계 중에서 교감신경계가 활성화됩니다.

맨발걷기 할 때 속도와 바닥의 딱딱한 정도가 중간이라면 발바닥 전체로 사뿐하게 걸으시는 것이 좋습니다.

지친 현대인에게는 휴식도 필요하고 활력도 필요합니다. 맨발걷기를 할 때 속도와 바닥의 거친 정도를 감안하여 딛기를 적절하게 선택한다면 안정과 평화, 활력을 모두 얻을 수 있습니다.

마음의 각도
당신의 목표는 뭔가요?

"어떤 속도로, 얼마만큼 걷는 것이 좋을까요?"

맨발걷기의 속도나 양은 자기 체력과 목적에 맞게 조절하시면 됩니다.

내 삶의 주인공은 나 자신입니다. 물론 객관적으로 어떤 게 맞느냐하는 것도 때로 중요합니다. 그러나 안전과 관련된 기본적인 사항들을 숙지한 뒤에는 누구의 말이 가장 옳은가 하고 따지기보다는 나의 체력과 내가 원하는 방향성을 살피는 것이 더 중요합니다.

체력에 자신이 있다면 조금 더 속도를 내고 걷는 양을 조금씩 늘려 나가셔도 괜찮습니다.

평소에 운동을 많이 하신 분이라면 좀 적응이 빠를 수도 있습니다. 바닥의 거친 정도와 맨발걷기 시간, 맨발걷기의 속도 등도 다양하게 경험해 보시고 자신에게 가장 잘 맞는 바닥과 맨발걷기의 양을 정하시면 됩니다. 무리가 되지 않는다면, 운동 효과를 위해서 조금 더 빨리 걷거나 달리시는 것이 기본적인 맨발의 효과 위에 운동 효과까지 있으므로 더 좋습니다. 어떤 분은 처음부터 한 시간이나 두 시간씩 맨발걷기를 해도 전혀 불편한 것 없이 잠도 잘 자고 스트레스도 해소된다고 합니다.

반면 체력이 약한데 무리하게 남들 하는 대로 따라서 하실 필요는 없습니다. 꼬마 시절 외에는 처음으로 맨발걷기를 하는 분이나 질병, 또는 통증이 있는 분이라면 좀 더 천천히 걸으시고 좀 더 부드러운 바닥을 선택하시는 것이 좋습니다. 심지어는 맨발로 걷지 않고 그저 땅바닥에 발이 닿아 있는 것만 해도 효과가 있습니다. 이런 분들은 맨발걷기의 세 가지 효과 중에서 접지 효과만 목표로 하는 것인데, 이것도 괜찮습니다. 맨발로 걷지는 않고 앉거나 선 상태에서 발이 바닥에 닿기만 해도 됩니다. 운동 효과는 누리지 못하더라도 맨발로 지구와 접속하여 자유전자를 받아들이는 것만 해도 또 다른 즐거움과 신선한 느낌을 받을 수 있습니다. 자신의 체력과 발의 상태를 감안하여 단 5분만 해도 충분한 경우도 있습니다.

━━━━━ **나의 목표에 맞게 선택하자!** ━━━━━

맨발걷기를 명상하듯 자신의 마음을 정화하는 목적으로 하신다면 당연히 천천히 하시는 것이 좋겠죠. 걷기의 속도가 느려질수록 수많은 자극이 발바닥을 통과하여 다리와 척추를 지나 뇌까지 도달합니다. 뇌는 그 수많은 감각 정보를 처리하는 과정에서 세상의 새로운 면을 인식하게 됩니다. 감각이 풍부해질 때 인식이 깊어지고, 인식이 깊어지는 만큼 우리의 삶이 더 깊어집니다. 삶이 깊어질 때 우리는 개체적 자아에 덜 집착하게 되고 좀 더 높은 시선으로 더 멀리, 더 넓게 세상을 조망할 수 있습니다. 더 높은 시선으로 세상을 바라보면 비록 백 년도 안 되는 짧은 순간, 어쩌면 그보다 훨씬 더 짧은 삶이라 하더라도 이 지구별에 태어난 것이 얼마나 큰 축복인지를 알아차리게 됩니다. 속도가 느려지면서 감각은 더욱 풍부해지고 인식은 깊어집니다. 이때 개체적 자아의 욕망에 휩쓸려 가던 급류에서 빠져나와 그 거친 물줄기를 고요하게 바라보는 시각을 갖게 됩니다.

한편, 맨발걷기를 운동으로 해야겠다고 마음먹었다면 맨발달리기가 더욱 좋습니다.

다시 한번 맨발걷기의 의미를 살펴봅시다. 맨발의 의미는 세 가지가 있다고 말씀드렸습니다. 첫 번째는 접지, 두 번째는 풋코어 근육 강화, 세 번째가 지압 효과입니다. 이 세 가지 효과 중에서 풋코어 근육을 강화하고 지압 효과를 더 크게 누려 보겠다고 마음을 먹었다면, 이런 분들은 조금 더 빨리 그리고 조금 더 거칠고 다양한 질감을 느낄 수 있는 바닥에서 맨발달리기 하시기를 추천합니다. 거기에다가 유산소 운동 효과까지 목표를 잡으셨다면 당연히 속도가 빠른 것이 좋습니다.

대신 이렇게 맨발달리기를 한다면 발뒤꿈치에 충격을 주면서 쿵쿵 걸으시면 안 되겠죠. 조금 더 사뿐사뿐하게 걷거나 앞꿈치로 걷는 것을 추천합니다.

맨발걷기 효과 세 가지 중에서 어떤 것에 내가 더 큰 비중을 줄 것인지에 따라서 속도와 양, 바닥의 거친 정도 등은 달라집니다.

그 모든 것을 자기 목적에 맞게 정하시면 됩니다. 다시 한번 말하지만 자기 자신이 기준입니다.

자기 몸과 자기 목적이 기준이므로 그것에 맞게 걷기의 속도와 양을 선택하시면 되겠습니다. 조금 더 많거나 적더라도 약간의 불편을 겪을 수 있습니다. 그러나 대체로 일시적입니다. 안전에 관한 큰 원칙을 숙지하고 좀 더 꾸준히 하다 보면 대체로 제자리를 찾을 수 있습니다. 자기 자신을 믿고 몸이 하는 말에 귀 기울여 보세요.

맨발걷기 주의 사항
맨발도 안전이 최고죠

맨발걷기는 접지만 잘되는 곳이라면 어디라도 좋습니다. 그러나 몇 가지 꼭 주의하셔야 할 것이 있습니다.

여름철

여름철 한낮에는 아래와 같은 바닥을 정말 조심하셔야 됩니다.

- 아스팔트
- 바위
- 시멘트 바닥
- 보도블록
- 돌이 많은 바닥

앞에 나온 바닥에서 맨발걷기를 했다가는 정말 화상 입고 물집 잡히기 딱 좋습니다. 물론 아스팔트는 접지가 되지 않으니 일부러 하실 일은 없을 겁니다. 그러나 공원에 조성된 흙길을 걷기 위해 차를 가지고 가는 분 중 더러 주차장에서부터 맨발로 걷는 분이 있습니다. 주차장은 대부분 아스팔트나 시멘트, 자갈, 보도블록 등으로 조성된 곳이 많으니 한여름에는 이런 바닥을 맨발로 걷지 않도록 유의하시기 바랍니다.

겨울철

겨울철 맨발걷기를 선호하는 마니아도 있습니다. 오랫동안 맨발걷기로 이미 단련된 분은 자기 몸이 하는 말에 귀 기울입니다. 그래서 큰 문제가 생기지 않지만 처음 시작한 분은 몸이 보내는 신호를 금방 알아차리지 못하는 일이 많습니다. 초보자가 한겨울에 하신다면 짧은 시간만 하시고 적응되는 정도를 보아 가면서 맨발걷기 시간을 늘리시는 것이 좋습니다. 동상에 유의하셔서 맨발걷기 후에는 반드시 꼼꼼하게 발을 씻으며 살피셔야 합니다. 맨발로 하더라도 옷은 충분히 따뜻하게 입으시는 것이 좋습니다. 차가운 바닥에 맨발이 닿을 때 많이 불편하시면 접지 신발이나 접지 양말의 도움을 받는 것이 좋은 대안이 될 수 있습니다.

물론, 충분히 건강하고 자신감이 붙으셨다면 도전해 보시는 것도 괜찮습니다. 다만, 남들이 하니까 무작정 따라하시다가는 큰일 납니다.

맨발걷기 후 발 관리

맨발로 걷는 것만큼이나 중요한 것이 걷고 난 뒤 발을 소중하게 가꾸는 것입니다. 맨발걷기 후에 발을 씻으면서 상처가 있는지, 어디 벌레 물린 데는 없는지 꼭 살피십시오. 티눈이나 굳은살, 무지외반으로 염증이 생기면서 아픈 부위, 족저근막염으로 통증이 있는 부위 등등 발의 전 영역을 주기적으로 살피면서, 혹여나 평소와 다르게 문제가 있는 부분이 있다면 빨리 확인해서 전문의에게 상의하고 조기에 조치하는 것이 좋습니다. 발은 언제나 전신의 체중을 모두 감당하고 있습니다. 그동안 신발의 도움을 받다가 맨발걷기를 하면 온전히 발 자체의 근력과 균형감만으로 체중과 움직임을 모두 떠받쳐 주어야 합니다. 이렇게 많은 수고를 하고 있는 발에게 따스하고 세심한 눈길을 주어야 하지 않겠습니까? 가끔씩은 발마사지를 통해 발에게도 특별한 혜택을 주는 것도 좋습니다.

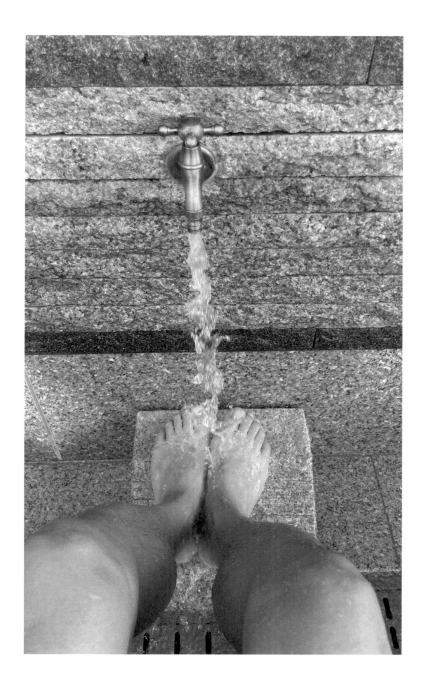

겨울철 맨발걷기,
왜 더 중요한가?

갑자기 날씨가 쌀쌀해지면 맨발족은 아쉽기도 하고 약간 걱정이 되기도 합니다. 이렇게 땅과 만나 평화롭고 건강한 맨발걷기를 더 이상 할 수 없을 것 같은 불안감이 들죠. 그렇지만 몇 가지 대비만 한다면 겨울철에도 안전하게 맨발걷기를 하며 평화로운 시간을 보낼 수 있습니다. 물론, 건강한 분이 단순한 취미생활로 하시는 거라면 추운 계절에는 맨발걷기를 하지 않을 수도 있습니다. 그러나 건강을 회복해야 하는 분이라면 오히려 겨울에도 맨발걷기를 지속하는 것이 좋습니다. 특별히 암 환우분이나 만성질환이 있는 분이라면 매일매일 쌓이는 활성산소의 공격으로부터 자신을 지켜 내고 면역력을 올리기 위해서라도 겨울철 맨발걷기를 안전하게 하시는 것을 추천합니다. 겨울철 맨발걷기는 수칙만 안전하게 잘 따르신다면 오히려 면역력을 극대화할 수 있는 좋은 기회이기도 하니까 이 번에 잘 알아봅시다.

겨울철 맨발걷기, 왜 더 좋은가?

스트레스가 하나도 없다면 어떻게 될까요?

무척이나 행복하고 건강한 삶이 될 것처럼 느껴지시나요?

그렇다면 당신은 스트레스에 대해 오해하고 있거나 지금 너무 많은 스트레스를 받고 있는 것입니다.

건강한 스트레스, 장수 유전자의 스위치를 켜다!

스트레스는 모든 생명체가 살아가기 위한 필수조건입니다.

병아리가 알을 깨고 나올 때 스스로 꿈틀거리며 껍데기를 깨는 노력을 하지 않는다면 건강하게 세상에 나올 수 없습니다. 이제 막 태어나는 생명에게는 얇은 계란 껍데기조차 두꺼운 성벽처럼 버거운 대상일 것입니다. 그 연약한 부리로 껍데기를 깨려고 저 나름대로 애를 씁니다. 이것은 병아리에게 엄청난 스트레스입니다. 그렇지만 그 스트레스는 바로 '삶에 대한 열망'을 의미하기도 합니다. 힘겨워 보이는 병아리의 고통을 덜어 주기 위해 누군가 대신 껍데기를 깨 준다면 그 병아리는 태어나자마자 죽어 버릴 수도 있습니다. 물론, 아주 힘들어할 때 어미가 옆에서 지켜보다가 조금의 도움을 줄 수는 있습니다. 그러나 안에서 알을 깨려는 정도의 스트레스조차 없다면 병아리는 세상으로 나올 수도, 건강하게 살 수도 없습니다.

씨앗이 땅 속에서 웅크리고 있다가 흙을 뚫고 새싹을 낼 때도 마찬가지입니다. 흙의 틈을 비집고 가장 부드러운 곳을 찾아 이리저리 연한 줄기를 뒤틀며 땅 위로 솟아날 곳을 찾아 나갑니다. 이것도 스트레스입니다. 겨우 땅 위로 올라왔을 때, 가볍게 스치는 봄바람조차 새싹에게는 스트레스일지도 모릅니다. 그런 스트레스가 싫어서 싹을 틔우지 않는다면 씨앗은 캄캄한 흙 속에서 썩어 갈지도 모릅니다. 평생 햇볕을 만나지 못하고 초록의 잎사귀도 만들어 보지 못하겠지요.

또 예쁜 꽃도 피우지 못하고 그늘이 될 만큼 커다란 줄기와 가지를 뻗지도 못할 것입니다. 커다란 줄기에서 달콤한 열매를 내고 가을이면 새색시 볼 같은 발그레한 단풍도 만들어 지구별을 더 아름답게 할 수도 있었을 텐데 스트레스가 싫다고 평생 스스로 땅속에 갇혀 지내는 셈이죠. 식물조차도 건강한 삶을 위해서는 어느 정도의 스트레스가 필요합니다.

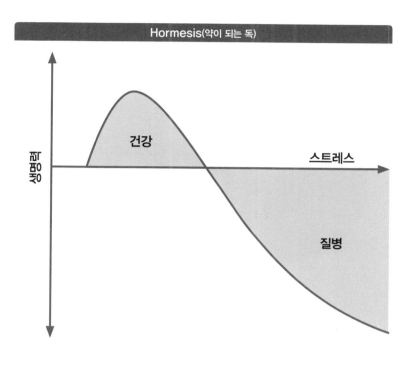

사람도 마찬가지입니다.

적당한 스트레스가 사람의 삶을 건강하게 하는 원리를 호르메시스(Hormesis)라고 부릅니다. 스트레스는 너무 적어도 안 되고 너무 많아도 안 됩니다. 적당한 양의 스트레스가 건강한 삶의 필수 요소라는 것이죠. 위 그래프를 보면 스트레스의 양(Dose)에 따라서 생명체의 삶을 더욱 촉진(Stimulation)할 수도 있고 억제(Inhibition)할 수도 있습니다. 스트레스가 너무 적은 삶도 생명체의 건강에 그리 유익하지는 않습니다.

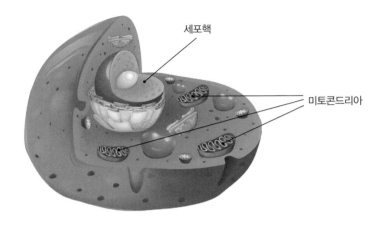

세포핵

미토콘드리아

적절한 정도의 스트레스는 장수 유전자 혹은 항노화 유전자라고
불리는 시르투인(sirtuin) 유전자의 스위치를 켭니다. 시르투인 유전
자는 핵에만 있는 것이 아니라 미토콘드리아와 세포질에도 다양하
게 분포합니다. 아래의 세 가지 조건은 대표적으로 시르투인 유전
자를 깨우는 내용입니다.

사람에게 필요한 적당한 스트레스란 어떤 게 있을까요?

첫째, 체온이 낮아지는 것, 즉 추위입니다.

꿀잠을 자기 위해서는 적당히 추운 것이 좋습니다. 잠은 스트레스를 해소하고 감정을 정화하며 근육이 다시 제자리로 돌아오는 회복의 과정입니다. 이때 너무 높은 온도보다 18~19도 정도의 약간 낮은 온도가 오히려 숙면을 돕습니다.

맨발걷기에도 이런 원칙이 적용됩니다. 물론 따뜻하고 편안한 환경에서 걷는 것도 좋지만 약간은 차가운 바닥의 스트레스를 느껴 보는 것이 오히려 면역력 회복에는 더 큰 도움이 됩니다. 냉수마찰을 하는 것이 겨울철 건강 비법이라는 사람의 이야기와도 일맥상통합니다. 1년 내내 차가운 바닥에서 맨발걷기를 하는 것은 너무 과할 것입니다. 그러나 자연의 흐름에 맞게 1년에 약 4~5개월 정도 차가운 바닥에서 맨발걷기를 하는 것은 호르메시스의 관점에서 본다면 면역력을 키우는 데 좋은 일입니다. 겨울 동안 맨발걷기를 하다 보면 3월이 그렇게 더 반가울 수 없습니다. 지금의 계절에 감사하고 다음 계절을 설레는 마음으로 기다리는 것은 참 행복한 일입니다.

겨울철 맨발걷기의 가장 중요한 포인트는 얼마만큼 발을 보호하고 얼마만큼 오랜 시간 동안 맨발을 노출하는가 하는 것입니다. 초보자라면 5분도 좋습니다. 괜찮다고 느껴지면 매일 1분이라도 조금씩 늘려 가는 것이 좋습니다. 적절한 스트레스 노출 시간은 개인마다 다릅니다. 같은 사람이라도 맨발걷기를 계속하다 보면 그 시간이 점점 길어집니다. 다른 사람들의 이야기보다 자신의 발에서 올라오는 목소리에 더 깊이 귀를 기울이시기 바랍니다.

초보자라면 겨울에 발을 모두 노출하기보다는 다음의 내용을 참고하여 접지 신발이나 양말 등으로 발을 전체적으로 보호하는 것을 추천합니다.

둘째, 체온이 올라가는 것입니다.

여름철에 지나치게 시원한 곳만 찾는 것도 건강에는 별로 좋지 않습니다. 누구나 쾌적한 환경에서 지내는 것을 좋아하겠지만 늘 그런 환경에서 사는 것이 반드시 건강을 보장하는 것은 아닙니다. 사우나에서 몸을 뜨끈하게 하는 것, 운동을 통해 체온을 일시적으로 올리는 것 등 과하지 않은 선에서 체온이 올라가는 것도 면역력을 높이는 한 방법입니다.

우리나라는 약국이나 병원이 워낙 가까운 곳에 있어서 조금만 열이 나도 얼른 해열제를 사서 먹거나 병원에서 항생제를 처방받곤합니다. 편리하기는 하지만 이게 꼭 건강에 이로운 것일까요?

세균 감염은 일반적으로 드물고 보통 바이러스 감염이 훨씬 흔합니다. 바이러스 중에는 특별히 항바이러스제가 개발된 것도 있지만 바이러스는 변종이 많고 유행 따라 퍼지기 때문에 일일이 치료제를 개발하기 어렵습니다. 그래서 증상을 관리해야 하는 경우가많은데 체온이 올라가면 바이러스의 활동력은 떨어지고 면역세포의 활동력은 올라갑니다. 따라서 아주 위험할 정도의 고열이 아니라면 열이 나는 것이 오히려 병의 회복을 돕는 것입니다. 암세포도 높은 온도에서는 활동이 억제됩니다. 일상적으로 체온을 높게 유지하려는 노력은 무척 중요합니다. 그리고 체온을 높이는 방법 중 혈액순환이 잘되는 것이 가장 중요합니다. 제가 아는 한, 맨발걷기보다 일상에서 혈액순환을 원활하게 하는 손쉽고 효과적인 방법은 아직 찾지 못했습니다.

셋째, 배고픔입니다.

간헐적 단식, 일정 기간 동안의 단식은 모두 장수 유전자의 스위치를 켜는 좋은 방법입니다. 일상적으로 간헐적 단식을 실천하는 가장 좋은 방법이 16:8 식사법입니다. 정오부터 저녁 8시까지만 음식을 섭취하고 나머지 시간에는 음식을 먹지 않는 것입니다. 그 나머지 시간에 정 허기가 진다면 과일이나 채소를 먹습니다. 과일은 30분, 채소는 1시간 정도면 위를 통과하기 때문에 소화에 부담을 덜 줍니다.

음식을 섭취한 후에는 소화기관이 왕성하게 활동합니다. 현대인의 음식은 단 10분만 먹더라도 탄수화물, 단백질, 지방, 섬유소들이 한꺼번에 들어갑니다. 다양한 영양소가 섞이면 그만큼 소화 시간도 길어집니다. 특히 가공이 많이 된 식품은 소화 시간이 더욱 길니다. 라면은 밀가루를 튀긴 데다 방부제까지 포함되어 위를 통과하는 시간이 32시간이나 걸렸다는 실험도 있습니다. 그만큼 방부 처리된 식품을 소화하는 데에는 여러 소화기관이 에너지를 많이 쓰게 됩니다. 가급적 빨리 소화시키고 남은 것들을 배설해야 하는 소화기관의 입장에서는 음식물이 소화기관에 머무는 기간이 길어질수록 지치게 됩니다. 이런 과정이 반복되면 만성염증과 암도 일으킬 수 있습니다.

쉽게 소화되는 과일과 채소를 많이 먹고 가급적 단백질과 탄수화물, 지방을 뒤섞어서 먹지 않는 단순한 식사가 장수에 도움이 됩니다. 한 마디로 푸짐하게 먹는 것은 수명을 재촉하는 일입니다. 필요한 만큼 먹고 적당한 정도의 공복을 즐길 줄 아는 생활 습관이 장수 유전자의 스위치를 켜는 일입니다.

겨울철 맨발걷기는 장수 유전자를 켜는 숨겨진 스위치입니다. 당신도 이번 겨울에는 이 스위치를 켜 보시기 바랍니다.

그런데 맨발걷기만으로 온몸의 면역을 올릴 수 있을까요?

우리 몸에는 약 200만~400만 개의 땀샘이 있습니다. 그중 절반이 손과 발에 모여 있습니다. 물론, 냉수로 샤워를 한다면 이 모든 땀샘을 자극할 수 있겠지만 보통 사람은 긴 시간 동안 할 수 없습니다. 스트레스 상황에서 교감신경이 항진되면 손과 발에서는 땀이 분비됩니다. 다른 신체 기관보다 더 밀집된 손발의 땀샘에서 반응을 하는 것입니다.

냉수 샤워를 짧게 하는 것도 좋지만 맨발산책을 좀 더 긴 시간 한다면 비슷한 호르메시스 효과를 볼 수 있습니다. 맨발산책은 우리 몸에 있는 약 1/4 정도의 땀샘을 자극합니다. 그 정도만 하더라도 면역력을 올리는 데는 좋습니다. 익숙해지거든 조금씩 시간을 늘리고 맨발걷기의 속도도 올리면 호르메시스 효과가 더 커질 것입니다.

이런 이야기들은 건강을 회복하기 위해 노력하는 환자들에게 희소식입니다. 새롭게 배워야 하는 운동이나 특별한 장비 없이도 비교적 손쉽게 건강을 유지하고 면역력도 기를 수 있다면 그보다 더 좋은 일이 어디 있겠습니까?

겨울철 맨발걷기를 위한 요령을 사전 준비, 맨발걷기 하는 동안, 사후 관리로 나누어 정리하였습니다. (앞으로도 새로운 정보를 알게 된다면 꾸준히 업데이트 하겠습니다.)

사전 준비

발을 보호할 도구들을 준비하고 그 외의 신체를 따뜻하게 유지하는 것이 겨울철 맨발걷기 준비의 핵심입니다.

• 두툼한 겉옷과 방한모자, 장갑, 물티슈

무엇보다 중요한 것은 발을 제외한 나머지 신체 부위를 충분히 보온하는 것입니다. 겨울철 맨발걷기에서 발은 접지를 하더라도 몸의 다른 부분은 충분히 보온해 주고 준비운동을 충분히 하여 몸의 온도를 높이는 것이 좋습니다. 따라서 보온성이 좋은 겉옷을 준비합니다. 긴 패딩이 그런 면에서는 몸의 넓은 부위를 커버해 주기 때문에 유용합니다. 바지도 따뜻한 것을 입으시고 추운 날에는 가급적 모자로 귀까지 가리는 것이 안전합니다. 장갑도 꼭 챙기시고 마무리를 위해 물티슈도 준비하는 것이 편리합니다.

• 접지 신발

현재 인터넷 상거래 사이트에 접지 신발을 검색하면 무척이나 다양한 제품이 올라와 있습니다. 2~3만 원짜리부터 수십만 원짜리 접지 신발도 있습니다. 제가 확인해 본 결과 5만 원 이하의 접지 신발은 모두 접지와는 무관한 제품이었습니다. 물건을 파는 사람들이 그저 키워드에 접지 신발이라고 쓴 것뿐이지, 접지를 위한 어떤 장치도 하지 않았습니다. 게다가 해외 배송 제품이 많아서 잘못 주문했다가 다시 반품할 때는 상당히 번거롭거나 고생을 하실 가능성이 크므로 주의하시길 바랍니다. 진짜 접지가 되는 제품은 국내에서 제조한 신발인데 가격이 10만 원 정도였습니다. 인터넷으로 접지 신발을 사신다면 제목만 보고 사지 마세요. 꼼꼼히 내용을 따져 보고 진짜 접지가 되는 제품인지, 반품이 용이한지 등을 잘 따져 보고 구매하시기를 권합니다.

접지 신발은 사실상 맨발걷기 효과 세 가지 중에서 풋코어 강화나 지압 효과는 볼 수 없고 접지 효과만 볼 수 있기 때문에 그다지 추천하지는 않습니다. 그러나 면역이 약한 분이나 당뇨가 심한 분의 경우 발의 상처를 예방하기 위해서 필요할 수도 있습니다.

접지 신발 만드는 경우도 있다

구리선으로 신발 밑창과 안창을 연결하여 접지 신발을 만드는 분도 있었습니다. 실험으로는 그렇게 해도 접지가 잘되었습니다.

• 접지 양말

접지 양말은 접지 효과뿐 아니라 어느 정도의 풋코어 강화 효과와 지압 효과를 볼 수 있습니다. 물론 맨발보다는 덜하겠지만 발의 상처가 염려되거나 너무 차가운 바닥에 적응을 잘 못 하는 분은 접지 양말을 신는 것도 좋은 대안이 될 수 있습니다.

• 일반 양말

접지 양말보다 더 좋은 것이 일반 양말로 접지 양말을 만드는 것입니다. 바닥에 구멍을 뚫어서 접지 양말을 만든다면 접지뿐 아니라 풋코어, 지압 효과를 모두 볼 수 있습니다. 그뿐만 아니라 겨울철 땅바닥에서 올라오는 차가운 기운을 받으며 호르메시스 효과를 누릴 수 있으니 오히려 돈 주고 사는 접지 양말보다 더 좋은 도구라 할 수 있습니다.

• 다양한 접지 방법(바닥에 구멍 내기)

양말 외에도 보온 실내화나 덧버선 등 다양한 제품들의 바닥에 구멍을 만들어 맨발걷기 신발 대용으로 사용할 수 있습니다. 스스로 만든 것이니만큼 애착도 가고 활용도도 높으니 굳이 비싼 돈을 들여서 접지 신발을 사는 것보다 더 좋은 방법이 아닐까요?

• 준비운동

겨울철 맨발걷기를 위한 도구들이 모두 준비되었다면 이제는 준비

운동 차례입니다. 맨발걷기 전에 전체적으로 어느 정도 몸을 풀고 체온을 올려 주는 것이 좋습니다. 맨손 체조도 좋고 제자리에서 발목과 다리, 팔과 어깨, 허리 등 다양한 관절 부위를 모두 움직이면서 부드럽게 만들어 주는 것이 좋습니다. 그래야 발이 조금 차갑게 느껴지더라도 맨발걷기를 끝까지 자기 목표대로 잘 완수할 수 있습니다.

맨발걷기 하는 동안…

• 속도

겨울철 맨발걷기는 여름보다 좀 더 천천히 하시는 것이 좀 더 안전합니다. 이번이 첫 겨울철 맨발걷기라면 더욱 천천히 걸으시기를 바랍니다. 왜냐하면 여름에 근육과 피부가 부드러운 상태에서는 같은 충격이라도 상처가 생기지 않지만 겨울철에는 쉽게 상처가 날 수 있습니다. 또 하나, 땅 표면이 딱딱하게 얼어 있어서 뒤꿈치로 땅바닥을 세게 디디면 충격이 더 커집니다. 안전을 위해서 조금 천천히 걸으시기를 바랍니다. 겨울철 나무들이 열매와 이파리를 다 땅으로 돌려보낸 뒤 자신의 내면과 마주하며 잠잠한 것을 봅니다. 맨발러 여러분도 잠잠히 자신의 진정한 내면과 만나는 시간을 얻기 위해서도 천천히 걸으시기를 추천합니다.

• 걷는 시간

초보자라면 5분 정도만 하셔도 좋습니다. 걷는 것이 부담스럽다면 모래사장과 같은 곳에서 제자리걸음을 하시는 것도 좋습니다. 확실히 안전하다고 느끼신다면 매일 1분 정도 조금씩 걷는 시간을 늘리시는 것이 좋습니다. 봄, 여름, 가을을 지나며 충분히 맨발걷기의 내공을 쌓으신 분이라면 이보다 더 긴 시간을 걸으실 수도 있습니다. 무엇보다 자기 발의 상태, 체력 수준 등을 감안하셔서 조금씩 천천히 늘려 나가는 것이 안전합니다. 특별히 얼마 이상은 안 된다고 못 박기는 어렵습니다. 한겨울에도 몇 시간씩 산을 맨발로 걷는 분도 본 적이 있으니까요.

• 함께 하면 좋은 운동

맨발걷기를 통해 풋코어를 강화하는 것과 함께 종아리 근육과 허벅지 근육을 강화한다면 훨씬 더 큰 효과를 볼 수 있습니다. 겨울철에는 맨발걷기 중간 중간 다른 하체 운동을 병행하여 발의 자극은 좀 줄이고 하체의 근력을 강화하는 것이 좋습니다.

맨발걷기를 하다가 중간에 맨몸 스쿼트를 하면서 전반적인 하체의 근력을 강화하는 것도 좋은 방법입니다. 맨몸 스쿼트는 어디에 집중을 하는가에 따라 엉덩이 근육을 강화할 수도 있고 허벅지 앞쪽의 대퇴사두근을 강화할 수도 있습니다. 물론 두 근육을 동시에 강화하는 것이 더 좋음은 말할 필요도 없습니다.

종아리 근육도 풋코어와 함께 혈액순환에 매우 중요한 근육입니다. 이 근육이 약해지면 정맥의 밸브도 약해지기 쉽습니다. 정맥의 혈액이 심장으로 잘 돌아가도록 돕는 것이 정맥의 밸브인데 이 밸브가 고장 나는 것을 정맥류라고 합니다. 정맥류는 매우 다양한 증상을 일으키는데 대표적으로는 다리가 묵직한 느낌이 드는 것입니다. 정맥의 순환을 원활하게 하려면 풋코어와 함께 종아리 근육을 튼튼하게 해 주어야 하는데 그 대표적인 운동이 까치발 들기입니다. 영어로는 카프 레이즈(Calf Raise)라는 동작입니다. 나무나 목책 등 손으로 지지할 수 있는 곳을 찾아서 중심이 흔들리지 않도록 붙잡은 상태에서 뒤꿈치를 들고 5초간 유지한 뒤에 천천히 뒤꿈치를 다시 내리면 됩니다. 까치발 들기는 발목과 종아리 스트레칭을 한 뒤에 하셔야 쥐가 잘 나지 않습니다. 성급하게 하는 경우 종아리에 쥐가 나기도 하니 반드시 준비운동으로 몸을 풀고 하시기를 바랍니다.

사후 관리

맨발걷기 이후에는 발을 꼼꼼하게 씻으면서 혹시나 있을지 모를 상처를 확인하는 것이 중요합니다. 특히 당뇨가 있는 분은 더욱 꼼꼼하게 살펴보시기를 바랍니다. 설사 상처가 있더라도 초기에 발견하여 잘 대처하면 심각하게 발전하는 일은 없습니다. 가끔 당뇨발을 우려하시는 분이 있습니다. 당뇨 있는 분이 발에 상처가 나면 곪아서 결국 발의 일부를 잘라 내는 병인 당뇨발은, 환자도 의사도 다 무서워하는 병인 것은 분명합니다.

그러나 당뇨발로 진행하는 것은 대체로 상처를 빨리 확인하지 못하여 생기는 일입니다. 상처가 난 직후에 확인하고 즉시 병원에서 처치를 한다면 발을 잘라 내는 끔찍한 일은 생기지 않습니다. 다만, 당뇨가 잘 조절되지 않거나 당뇨병성 말초신경병증이 이미 진행된 분들이라면 반드시 접지 신발이나 접지 양말을 신어 발에 상처가 나지 않도록 각별히 주의를 기울이시는 것이 좋습니다.

• 찬물로 씻자

맨발걷기를 마친 직후에 뜨거운 물로 씻는 것은 추천하지 않습니다. 추운 날 맨발걷기로 발의 감각이 둔해진 상태에서 뜨거운 물로 씻으면 자칫 수포가 잡히거나 화상을 입을 수도 있습니다. 맨발걷기 후에는 발이 이미 차가워진 상태이므로 찬물로 씻더라도 그렇게 차게 느껴지지 않습니다. 그러므로 맨발걷기 직후에는 가급적 찬물로 씻으시고 집에 오셔서 발의 감각이 회복된 뒤에 따뜻한 물로 꼼꼼하게 씻으시는 편이 좋습니다.

• 물티슈 이용

저는 날씨가 추워지면 맨발걷기 후에 주로 물티슈를 이용하는 편입니다. 간편하게 작은 물티슈를 주머니에 넣고 다닙니다. 맨발걷기 후에 발을 가볍게 닦고 집에 와서 좀 더 꼼꼼하게 살펴보면서 씻습니다. 매우 이른 새벽부터 산을 오르는 지인이 있습니다. 저는 이분을 산신령이라고 부르는데, 이분은 맨발걷기 후에 흙만 털고는 양말을 신고 하산합니다. 집에 도착해서는 양말을 신은 채 샤워실로 가서 비로소 양말을 벗고 샤워를 하신다고 합니다. 아주 실용적이고 편리한 방법 아닌가요? 찜찜한 분은 물로 씻으시는 것을 선호할 수도 있으니 이것은 각자 취향대로 하시면 되겠습니다.

건강을 유지하거나 회복해야 하는 많은 분이 겨울철에도 안전하고 평화롭게 맨발걷기를 하면서 면역력을 키우시기를 응원합니다.

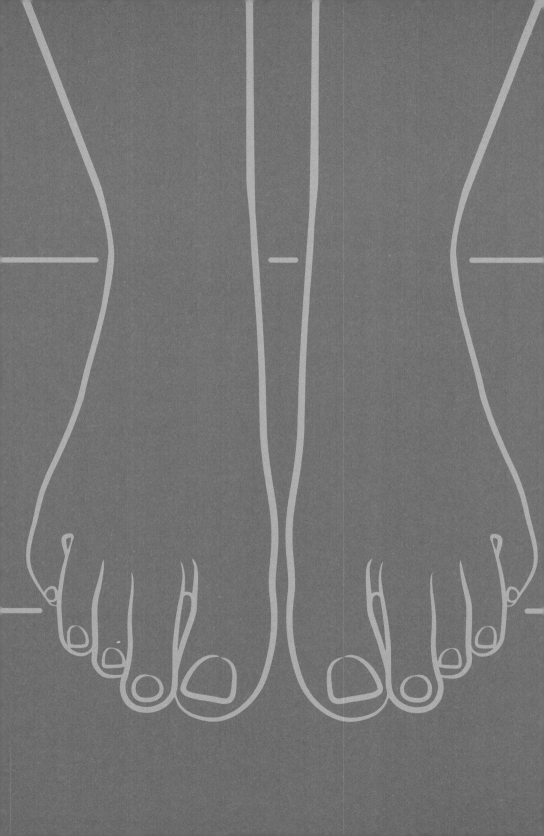

맨발의
다양한 효과

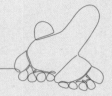

지금부터는 맨발걷기를 할 때 실질적으로 도움이 되는 내용들을 살펴보겠습니다. 지금까지는 맨발이 어떤 원리로 건강에 도움이 되는지에 대한 총론과 같았다면 이제부터는 맨발걷기의 구체적인 효과를 알아보는 각론에 해당하겠습니다.

맨발걷기의 효과 중에는 논문으로나 현실적인 경험과 사례로 보나 확실한 것도 있고, 가능성은 충분히 있으나 좀 더 검증이 필요한 부분도 있습니다. 우선은 확실한 효과부터 순서대로 알아봅시다.

잠만 잘 자도 삶이 달라진다.
꿀잠 효과

맨발걷기의 가장 뚜렷한 효과는 깊은 잠을 잘 수 있게 된다는 겁니다. 단 며칠간의 맨발걷기만으로도 잠을 더 깊이 잘 수 있다는 것은 논문에도 있지만, 수많은 맨발걷기 경험자들이 흔히 하는 이야기입니다. 앞으로도 다양한 맨발걷기의 효과에 대해 말씀드리겠지만 사람마다 효과의 정도 차이는 있을 수밖에 없습니다. 실험군과 대조군으로 나누어 면밀히 검토한 것이 아니라 경험자들의 경험을 모은 내용의 논문이기 때문입니다. 사람에 따라 일부 효과는 전혀 느끼지 못하기도 합니다. 그렇지만 숙면 효과는 맨발걷기 후에 거의 모든 분들이 공통적으로 얘기하시는 효과입니다.

맨발걷기 후의 수면의 질이 어떻게 개선되는지는 다양한 방면으로 굉장히 연구가 많이 되어 있습니다.

꿀잠을 자게 하는 구체적인 내용과 확률은 다음과 같습니다.

- 빨리 잠이 잘 들게 된다. 85%
- 전반적으로 수면의 질이 좋아진다. 93%
- 아침에 일어날 때 느낌이 상쾌하다. 100%
- 뻣뻣하던 근육이 부드러워진다. 82%
- 만성적인 요통이나 관절 통증이 호전된다. 74%
- 전반적인 삶의 질이 좋아진다. 78%

실제 맨발로 걷는 분 중 단 며칠 만에 기분 좋은 잠을 자게 되었다고 이야기하시는 분들이 많습니다. 실제 사례뿐 아니라 이렇게 다양한 방면에서 맨발걷기의 숙면효과는 논문으로도 입증되고 있습니다.

맨발걷기 후에 더 피곤해요ㅠㅠ

그런데 같은 현상을 약간 다르게 바라보는 분도 있습니다. 피곤하다고 말씀하는 분도 꽤 있습니다. 이것은 맨발로 걸으면 신발을 신고 걸을 때에 비해서 발뿐 아니라 허벅지나 엉덩이 근육도 더 많이 쓰게 되기 때문입니다. 피곤하다는 말은 달리 얘기하자면 운동 효과가 크다는 뜻도 됩니다. 평소에 운동량이 적은 분이 다른 사람이 하는 것을 따라 하다가 자신의 체력에 비해 무리한 뒤에 이렇게 피곤하다는 말씀을 종종 하시죠. 이런 분은 맨발걷기 시간을 줄이거나 좀 더 부드러운 바닥에서 걸으시는 것이 좋습니다. 가장 좋은 것은 맨발로 걷고 발을 깨끗이 씻은 다음 한숨 푹 주무시는 것입니다. 그러면 무척이나 상쾌하고 가뿐한 느낌을 받으실 수 있습니다.

혈액의 흐름이 부드러워진다.
혈액 흐름 개선

왜 혈액 흐름이 나빠질까?

맨발걷기를 하면 혈액의 점도가 낮아져 혈액 흐름이 개선됩니다. 혈액이 묽게 되는 효과는 고지혈증으로 고민하던 저에게 가장 매력적인 포인트였습니다. 제가 고지혈증 때문에 맨발걷기를 시작한 게 3년 반 전입니다. 그때 당시에 맨발걷기를 하면서 과연 이게 어떤 효과가 있는지 궁금해서 논문들을 찾아보기 시작했습니다. 눈에 가장 크게 들어왔던 것이 맨발로 땅과 접지를 하면 혈액이 묽어진다는 내용이었습니다. 왜냐하면 고지혈증이 다음과 같은 과정을 거쳐 혈관을 망쳐 놓는 과정을 잘 알고 있었기 때문이죠.

- 적혈구의 표면이 전기적으로 불안정해지면

- 혈액이 덩어리처럼 뭉쳐져 움직이면서 점도가 높아진다.

- 혈관은 탄력성이 떨어져 혈관에 상처가 생기기 쉽고

- 그 주변으로 콜레스테롤이 더 쌓이면서 죽상경화반이라는 딱딱한 상처의 흔적이 남는다.

- 죽상경화반 껍질이 얇을 때 파열되며 피딱지가 잘 생긴다.

- 죽상경화반 주변으로는 혈관이 좁아져 혈액의 흐름이 빨라지거나 와류가 생겨 점점 혈액의 흐름이 원활하지 않게 된다.

- 이 상태가 지속되면 심장은 더욱 무리하게 혈액을 펌핑해야 되므로 심장질환이 생긴다.

이런 이유로 혈관을 보호하기 위해 점도가 높아진 혈액을 묽어지게 하는 약을 먹어야 합니다.

심혈관계의 가장 큰 위험 요인이 바로 혈액이 끈적끈적하게 되고 결과적으로 적혈구가 뭉쳐서 돌아다니는 것입니다. 이것은 결국 뇌혈관이 막히는 뇌경색이나 심장혈관이 막히는 심근경색, 대동맥 협착 등 각종 혈관질환으로 이어지게 됩니다. 고지혈증, 고혈압, 당뇨 등 만성적인 생활습관병을 가진 사람에게는 가장 치명적인 질병이죠. 우리가 땅과 맨발로 만나게 되면 접지 효과 덕분에 이런 혈액의 점도를 낮출 수 있다는 것이 바로 제가 맨발걷기에 푹 빠지게 된 이유입니다.

왜 접지를 하면 혈액 흐름이 부드러워질까?

맨발로 땅과 만나 접지를 하게 되면 적혈구의 전기적 성질이 중화되어 적혈구 덩어리가 따로 떨어져 움직입니다. 결과적으로 혈액을 묽게 하여 흐름이 원활해집니다. 논문에는 "접지는 가장 간단하게 심혈관계 위험성을 줄이는 효과적인 방법이다."라고 명시되어 있습니다.

접지가 우리 몸의 다양한 세포들의 전기적 성질을 바꾼다면 혈액의 전기적 성질도 바꿀 수 있을 것이라는 아이디어에 착안하여 실제 적혈구 표면의 제타(zeta)전위를 측정한 실험이 있습니다. 제타전위는 입자 사이에서 음전하가 얼마나 있는지에 따라 서로 밀어내는 성질을 말합니다. 제타전위가 클수록 분산 상태가 좋다는 뜻이며 결국 혈액이 응집되지 않도록 한다는 뜻입니다. 10명의 건강한 성인이 접지를 하기 전과 2시간 동안의 접지를 하고 난 후 각각 혈액검사를 했습니다. 우측 표(TABLE 3)에서 보시는 것과 같이 접지 후에 검사한 적혈구의 제타전위가 2.7배 더 크고 적혈구들의 점도가 낮아져 혈액 흐름도 2.68배 더 빨랐습니다. 이 논문은 접지를 통해 혈액의 점도가 줄어들면 심혈관계 질환뿐 아니라 염증과 당뇨로 고생하는 분들에게 도움이 될 것이라고 합니다. 왜냐하면 당뇨가 있는 분은 혈액의 제타전위가 낮아서 심혈관계 질환에 걸릴 위험성이 크기 때문입니다.

TABLE 3. VELOCITIES AND ZETA POTENTIALS FOR THE 10 SUBJECTS

대상군	혈류속도 (μm/s)			제타 전위 (mV)		
#	접지전	접지중	전후차이 (배)	접지전	접지중	전후차이 (배)
1	11.9	29.2	2.46	−7.96	−19.6	2.46
2	3.65	13.6	3.73	−2.45	−9.14	3.73
3	9.36	11.6	1.24	−5.62	−7.12	1.27
4	12.1	21.6	1.79	−7.29	−13.6	1.86
5	9.46	20.8	2.20	−5.87	−13.0	2.22
6	5.78	32.0	5.53	−3.61	−20.3	5.63
7	11.8	42.7	3.61	−7.40	−26.8	3.63
8	7.42	24.4	3.29	−4.66	−15.4	3.30
9	5.26	11.4	2.16	−4.14	−8.96	2.16
10	4.80	10.7	2.23	−3.80	−8.50	2.24
평균	8.15	21.8	2.68	−5.28	−14.3	2.70

S, second; Dur/Bef, During Earthing divided by Before Earthing; SD; standard deviation; SEM; standard error of the mean.

적혈구의 한 뭉치 안에 들어 있는 적혈구의 숫자를 세어 보면 얼마나 적혈구의 응집이 많은지에 따라 혈액의 점도를 예측할 수 있습니다. 다음 페이지의 표(TABLE 4)를 보면 접지 전 적혈구의 한 뭉치 안에는 여러 개의 적혈구가 엉겨 있음을 알 수 있습니다. 적혈구가 하나하나 따로 분리되어 있을수록 점도가 낮아서 혈액이 부드럽게 흐릅니다. 접지 전에는 적혈구 한 뭉치에 4개 이상 엉겨 흐르는 비율이 34.7%였다가 접지 중에는 15%로 줄어듭니다. 반면, 한 뭉치에 하나만 있는 비율은 접지 전에 26.8%였다가 접지 중에는 43.1%로 늘어나는 것을 볼 수 있습니다. 이것은 접지를 통해

TABLE 4. CELL AGGREGATE RESULTS FOR THE 10 SUBJECTS

Corrected to 100 cells (number of cells shown)		Total Clusters	Total Cells	적혈구 한 뭉치에 들어있는 적혈구 수			
				1	2	3	4+
접지전	평균	49.5	100	26.8	21.4	17.1	34.7
접지중	평균	64.5	100	43.1	26.4	15.5	15.0
	전후차이(%)	15.0	0	16.3	4.92	−1.59	−19.6
	Before vs. During t-tests	Clusters 1.53E-05		1 vs. 1 2.69E-05	2 vs. 2 3.54E-04	3 vs. 3 0.0451	4 vs. 4

적혈구가 서로 엉기지 않고 따로 떨어져 움직이면서 점도가 낮아졌다는 것을 확인시켜 주는 것입니다.

혈액의 흐름이 느려지면 생기는 가장 큰 문제가 뇌혈관이 조금씩 막히게 된다는 것입니다.

우측 페이지 그림의 맨 왼쪽이 정상 뇌 모습입니다. 두 번째 그림은 소혈관질환이 아직은 가벼운 상태임을 보여 줍니다. 뇌척수액이 모여 있는 까만 뇌실(뇌척수액이 모여 있는 곳) 주변으로 뭔가 하얗게 보이는데(화살표 영역) 이것은 뇌에 있는 작은 혈관들이 막히면서 뇌세포들이 일부 죽어 나가는 것입니다. 이 상태가 진행되면 맨 우측의 그림처럼 하얗게 뇌세포들이 죽어 나가는 영역이 굉장히 넓어집니다.

이런 현상이 지속되면 치매도 올 수 있습니다. 이런 현상이 한꺼번에 크게 오면 바로 뇌경색이 되는 거죠. 그러면 한쪽 팔다리에 힘

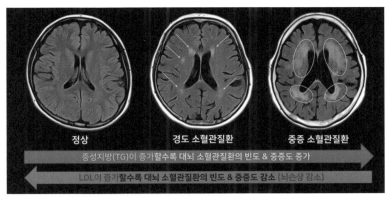

정상   경도 소혈관질환   중증 소혈관질환

중성지방(TG)이 증가할수록 대뇌 소혈관질환의 빈도 & 중증도 증가

LDL이 증가할수록 대뇌 소혈관질환의 빈도 & 중증도 감소 (뇌손상 감소)

사진: 유투버 닥터쓰리 제공

이 떨어지는 편마비가 오거나, 말이 둔해지거나, 감각이 둔해지는 충격적인 문제가 발생합니다. 이런 일이 생기면 지금까지와는 완전히 다른 몸이 되어 버립니다. 그런데 이런 심각한 사태가 작은 뇌 혈관의 문제와 연결되어 있습니다. 끈적끈적한 혈액, 느려진 혈류 속도가 이런 문제들의 시작 단계에 나타나는 것입니다.

혈관의 건강 상태를 좌우하는 다당외피

다음 페이지의 그림은 혈관의 단면도를 간단하게 그린 것입니다. 혈관 안에 적혈구가 평화롭게 흘러 다닙니다. 적혈구가 부드럽게 흐르도록 혈관 내부 표면에 막이 있습니다. 이 막에는 부드러운 젤 타입의 구조수라는 물이 있습니다. 이 구조수 안에 다당외피라

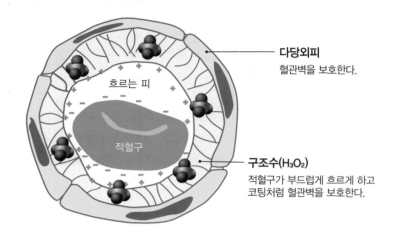

구조수와 다당외피가 혈관벽을 보호한다

흐르는 피

적혈구

다당외피
혈관벽을 보호한다.

구조수(H₃O₂)
적혈구가 부드럽게 흐르게 하고
코팅처럼 혈관벽을 보호한다.

는 혈관을 보호하는 작은 털 같은 게 있습니다.

그런데 정제된 탄수화물(흰 쌀, 흰 밀가루, 설탕, 액상과당 등)을 많이 드
시게 되면 젤 타입의 구조수라는 물이 전기적으로 불안정해집니
다. 전기적으로 불안정해진 후 구조수 중간에 있는 다당외피가 떨
어져 나가면서 혈관은 취약해집니다.

이런 과정을 거쳐 혈관은 딱딱해지고 혈액 흐름이 거칠어지면서
쉽게 상처가 납니다. 상처 난 부위에는 혈액이 소용돌이치면서 더
욱 두꺼운 피딱지들이 만들어집니다. 결국 죽상동맥경화가 진행되
어 혈액이 좁아진 혈관을 지나가느라 혈압은 높아집니다. 더 심한

식사 전	식후 2시간	식후 4시간	식후 6시간
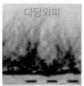	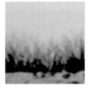	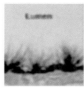	

혈관벽의 1차 방어선인 다당외피(glycocalyx)의 모습. 다당외피는 당단백질의 하나로 세포나 혈관벽에 존재하며 외부와 직접 닿아 교류하는 안테나 같은 조직이다. 사진에서 혈관벽에 머리털처럼 보이는 것이 다당외피이다. 다당외피가 소실되면 혈관벽이 무방비 상태로 노출되어 손상되기 쉽다. 식사하기 전의 혈관벽 다당외피는 수북하게 나와 있으나, 고탄수화물 식이를 하고 2시간, 4시간, 6시간 후에는 점점 사라지면서 혈관벽을 그대로 노출시킨다.

경우 혈관이 터지거나 때로는 막히게 되는 비극적인 일이 발생합니다. 이런 일이 뇌에 생기면 뇌출혈이나 뇌경색이 되고 심장에서 생기면 심근경색이 되는 것입니다. 이런 심혈관질환은 암과 더불어 한국인의 중요한 사망 원인입니다.

혈관을 보호하려면…

이런 혈관이 딱딱해지고 취약해지는 위험한 현상을 막는 것이 바로 항산화제입니다. 비타민A, C, E 등과 아연, 셀레늄 등과 같은 미네랄들이 항산화제 작용을 합니다.

그러나 항산화제를 반드시 입으로 먹거나 주사로 맞아야 하는 것
은 아닙니다.

맨발로 지구와 만나면 가장 완벽하고 부작용이 없는 항산화제와
연결되는 것입니다. 이렇게 맨발로 접지하고 나면 자유전자들이
들어와서 혈관 안에 있는 젤 타입의 구조수와 다당외피들을 보호
하고 혈관을 건강하게 유지하게 돕습니다. 이것이 맨발걷기의 가장
큰 매력 중 하나입니다.

만병의 근원,
스트레스 감소

스트레스 호르몬이라는 별명을 가진 코르티솔은 일반적으로 아침에 일어날 때 많이 분비됩니다. 왜냐하면 사람의 기본상태(default mode)는 잠자는 상태이기 때문입니다. 배가 고프지 않고 생명에 위협이 없다면 사람에게는 잠을 자는 상태가 자연스러운 상태입니다.

현대사회에서는 누구나 할 것 없이 아침에 일정한 시간에 일어나 학교를 가거나 직장을 나가야 하고 무언가 활동을 해야 합니다. 계속 잠을 자는 사람에게는 게으른 사람이라는 꼬리표를 붙여 사회적으로 용납하지 않습니다. 그 때문에 어쩔 수 없이 활동을 하는 경우가 많습니다. 물론, 이런 일상은 어느 사회에서나 흔히 나타나는 일이지만 이런 일반적인 현상이 반드시 정상적인 상태(자연스러운 상태)라고는 할 수 없습니다. 흔쾌하고 가벼운 마음으로 학교에 가서 공부를 하고 직장에 가서 일을 한다면 그것은 자연스러운 상태지만 억지로 졸음을 참고 누군가의 성화에 못 이겨 겨우 몸을 추슬러 학교에 가거나 직장에 가는 것은 자연스러운 상태가 아닙니다. 자연스럽지 않은 상태를 억지로 유지하기 위해서 스트레스 호르몬이 과도하게 분비됩니다.

잠에서 깨어날 때 높은 수준으로 올라가 있던 스트레스 호르몬은 활동을 하면서 점차 줄어들기 시작하여 오후가 되면 절반 이하로 줄어듭니다. 몸이 어느 정도 스트레스 상황에 적응이 된 셈입니다. 이런 패턴은 누구에게나 매일 일정하게 반복되지만 사람마다 그 정도의 차이가 있습니다.

호르몬은 인체가 늘 일정한 상태를 유지하기 위해 조절되는데 이것을 항상성(homeostasis)이라 합니다. 접지하지 않은 상태에서는 스트레스 호르몬이 아침에는 엄청나게 높게 나왔다가 이내 뚝 떨어집니다. 호르몬이 이렇게 너무 과도하게 오르내리는 것은 별로 바람직한 일이 아닙니다. 특별히 코르티솔과 같은 스트레스 호르몬은 혈압을 올리고 근육의 긴장을 높이기 때문에 그러지 않아도 늘 긴장 상태인 현대인들에게 좋지 않은 영향을 줍니다. 뒷목이 뻣

뻣하고 어깨 위에 곰이 몇 마리 올라가 있는 상태가 계속된다면 나의 스트레스 호르몬이 너무 과도하게 분비하고 있지는 않은지 살펴보아야 합니다. 그런데 접지를 하고 나면 스트레스 호르몬이 올라가긴 올라가지만 접지를 하기 전처럼 과도하게 올라가지는 않습니다. 접지를 한 사람의 코르티솔 수준이 적당히 올라가고 적당히 떨어지는 것으로 보아 접지는 스트레스를 줄여 주는 효과가 있다고 볼 수 있습니다. 접지가 하루 중 스트레스 호르몬의 변동 폭을 줄여 준다는 뜻입니다.

내 안의 수호천사, 자율신경의 균형이 빨리 회복된다

그 외에도 스트레스 감소를 볼 수 있는 또 하나의 예가 자율신경계 균형의 빠른 회복입니다.

자율신경이란 우리 몸이 살아남기 위해서 내가 의지를 동원하지 않아도 스스로를 보호하는, 내 몸 안의 수호천사 같은 것입니다. 어려운 상황을 극복하고 생존하기 위해 동물이 발달시켜 온 아주 특별한 신경계를 자율신경계라고 합니다.

자율신경계는 교감신경과 부교감신경으로 구성됩니다. 스트레스 상황에서 눈을 동그랗게 크게 뜨고, 심장을 빨리 뛰게 하고, 다리

근육에 힘을 불어넣어 도망가거나 쫓아가도록 하는 것은 교감신경이 하는 일입니다. 이때 소화나 생식 기능은 별로 쓸 일이 없기 때문에 소화기나 생식기에는 일시적으로 에너지를 공급하지 않습니다. 반면, 스트레스 상황이 끝난 후, 느긋하게 음식을 먹고 배변을 하며 사랑을 나누게 하는 것은 부교감신경이 하는 일입니다. 이때는 심장이 빨리 뛸 필요가 없어 호흡도 깊고 천천히 합니다. 소화도 잘되고 잠도 깊이 잘 수 있죠. 만일 심장이 펌프질을 하거나 횡격막이 움직여서 호흡하는 등의 일을 내가 의지를 동원하여 한다고 생각해 보세요. 우리는 잠을 자고 나면 이미 죽어 있을 것입니다. 그러니 마음 편히 잠 한번 자지 못할 것입니다.

다행스럽게도 나는 그런 수고를 할 필요가 없습니다. 우리 몸 안에 깃든 수호천사인 자율신경계가 이 모든 일을 내가 잠을 자거나 술에 취해 쓰러져 있더라도 끊임없이 부지런하게 하고 있습니다. 몸이 쓰는 에너지 중에서 내가 어떤 일을 하기 위해 의지를 발휘하여 쓰는 에너지를 활동대사량이라고 하고, 내 의지와 관계없이 자율신경계가 알아서 내 생명을 보존하기 위해 쓰는 에너지를 기초대사량이라고 합니다. 그런데 활동대사량보다 기초대사량이 보통 두 배는 더 많습니다. 내가 일어나서 늦었다며 지하철을 향해 뛰어가고, 직장에 도착해서 커피를 한 잔 마시고, 거래처 직원과 언쟁을 하면서 쓰는 에너지보다 그렇게 열심히 활동하는 나를 묵묵히 뒤에서 지원하는 몸 안의 수호천사인 자율신경계가 쓰는 에너지가 두 배는 많다는 뜻입니다. 이런 에너지 활용 면에서 보자면 우리 몸의 주인공은 의지를 발휘하고 생각으로 가득 찬 내가 아니라 의식하지 않아도 나를 살아 있게 만드는 수호천사 자율신경계가 아닐까 하는 생각도 듭니다.

자율신경계의 균형 상태를 확인하는 검사 중 하나인 심박변이도 검사를 하면 자율신경계의 균형이 건강한 상태에서는 교감신경과 부교감신경의 힘이 엇비슷하게 나옵니다. 교감신경의 활동성이 높아져 있다는 것은 마치 눈앞에 사자가 나타난 것과 같은 상황입니다. 얼른 도망쳐야 하는 상황이죠. 눈동자는 커지고 팔 다리에 잔뜩 혈액이 몰리고 긴장도가 높아집니다. 소변이나 대변은 억제되고 소화도 억제됩니다. 긴장과 불안이 많은 현대인이라면 자율신경계가 이런 불균형 상태에 머물게 되는데, 대체로 교감신경이 항진된 상태입니다. 만성피로와 불안, 일에 쫓기는 현대인에게는 자율신경계 중에서 교감신경은 항진되고 부교감신경은 억제된 상태가 흔합니다. 그 결과 잠을 깊이 자지 못하고 목과 어깨의 근육이 늘 굳어 있죠. 소화가 잘 되지 않고 성기능이 떨어지는 일도 흔합니다.

자연계에서는 스트레스 상황이 일시적으로 있다가 사라집니다. 우리의 조상에게는 먹을 음식이 부족한 것이 가장 큰 스트레스 상황이었습니다. 굶주림을 벗어나는 것이 일생 동안 가장 큰 과제였죠. 추위에서 안전하게 몸을 보호할 장소를 찾고 불을 피워 짐승들로부터 자신을 지키는 것도 큰 스트레스였을 것입니다. 그러나 아침에 눈을 뜰 때마다 사자나 곰이 코앞에 있지는 않았을 것입니다. 그러나 현대인은 눈만 뜨면 시간에 맞춰 무언가를 하기 위해 정신없이 달려갑니다. 통장의 숫자가 줄어들거나 내가 투자한 주식의 시세표가 빨간색에서 파란색으로 바뀌거나 시험 성적표에 숫자가 낮아지면 마치 사자가 달려드는 듯한 느낌을 받습니다. 가기 싫은 직장과 학교 때문에 아침에 눈을 뜨고 싶지 않을 때도 있습니다. 알람소리가 울려서 일어나 보면 벌써 늦었습니다. 눈을 뜨자마자 사자가 코앞에 있는 듯한 느낌입니다. 많은 현대인은 사자가 잡아먹기도 전에 교감신경이 항진되어 결국 탈진하여 죽어 가고 있습니다. 이런 상태가 만성피로입니다. 냉장고에는 먹을 것이 가득하고 보일러가 훈훈하게 방 안의 공기를 데워 주고 있는 아파트의 따뜻한 이불 속에서도 코르티솔이 지속적으로 분비되며 스트레스로 죽어 가는 것입니다.

맨발로 지구와 연결하고 나면 이런 스트레스 상황들이 다시 균형점을 찾아 갑니다. 기능의학 검사를 하는 병원을 찾아가시면 심박변이도 검사를 통해 맨발걷기가 스트레스를 줄이고 자율신경계를 회복하는 것을 확인할 수 있습니다.

"이게 다 스트레스 때문이야!"

멋모르던 전공의 시절 뇌졸중으로 쓰러지신 분을 치료하다 보면 환자분이나 보호자분이 "이게 다 스트레스를 많이 받아서 그렇다."라고 하셨는데 그 말이 무척이나 막연하게 들렸습니다. 아무 데나 스트레스를 갖다 붙이면 다 말이 되는 것처럼 생각하는 듯 보였습니다. 그래서 이런 말들이 별로 마음에 와닿지 않았습니다. 교과서나 논문에서도 가족력, 흡연, 고혈압, 고지혈증… 이런 것들이 원인이 된다는 것은 분명하지만 스트레스가 이런 치명적인 질환에 얼마나 영향을 주는지는 분명하게 보지 못했습니다. 교수님들에게서도 이런 내용을 깊이 있게 들어 본 적이 없습니다.

그러나 의사 생활이 길어지다 보니 예전에 환자분이나 보호자분이 "다 스트레스 때문이야!"라고 했던 말이 예사로 들리지 않습니다.

스트레스에 대한 태도는 삶에 대한 태도와도 같습니다. 스트레스는 삶에 대한 세금과 같아서 줄일 수는 있지만 완전히 피할 수는 없습니다. 스트레스가 싫다면 삶도 포기해야 합니다. 그러나 적절하게 줄이고 관리하는 것은 가능할 것입니다.

현대인에게 맨발걷기의 가장 강력한 효과는 어쩌면 스트레스를 줄이고 좀 더 평화로운 지구별 소풍을 하게 하는 것이 아닐까 싶습니다.

다양한
통증 호전 효과

통증이 있는 분에게 맨발걷기를 권할 때 조심스러운 부분이 있습니다. 왜냐하면 통증의 배경이 되는 진단명도 사람마다 다 다르고 설사 진단명이 같더라도 통증은 상당히 주관적인 경험이라 저마다 다르게 받아들이기 때문입니다. 호기심이 많은 사람은 양말을 벗고 맨발을 대지에 대는 순간 느껴지는 그 색다른 감촉에 '우와~' 하면서 환호성을 지르기도 합니다. 조심성이 많고 불안한 사람은 처음 맨발로 흙과 만날 때의 그 낯선 감촉을 불쾌하게 느낄 수도 있습니다. 더구나 통증이 있는데 '내가 이런 이상한 운동을 해야 하나?' 하는 의구심이 들 수도 있습니다. 그러나 오랜 기간 환자들에게 맨

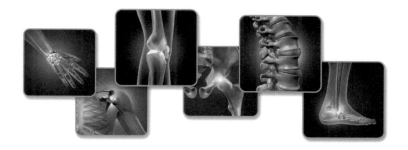

발걷기를 권하면서 관찰한 결과 특수한 상황에 있는 몇몇 분을 제외하고는 대체로 통증이 있는 분에게도 맨발걷기를 자신 있게 권할 수 있었습니다.

접지가 다양한 통증을 완화한다

접지가 통증을 개선한다는 것을 확인한 실험이 있습니다. 혈압계를 팔에 감아서 압력을 올리면 일정 정도 압력을 넘어서면서 누구나 통증을 느낍니다. 마찬가지로 혈압계를 종아리에 감아서 얼마만큼 압력이 올라가면 통증을 느끼는지 확인하는 실험이 있었습니다. 접지를 하고 있는 사람은 압력계의 압력이 올라가더라도 다른 사람들보다 이런 통증에 더 잘 견디는 것으로 나타났습니다. 4일간 접지를 했는데 접지하는 날이 길어질수록 26%, 29%,

45% 좀 더 통증에 잘 견딜 수 있었습니다.

군이 이런 실험적인 자료 외에도 실제 맨발로 꾸준히 걷는 분들 중에서 통증이 완화되었다는 분이 어마어마하게 많습니다. 허리 디스크를 포함하는 만성적인 허리 통증, 무릎 통증, 목, 어깨가 묵직한 통증을 가진 분이었습니다. 맨발로 땅을 디디면 신발을 신는 것에 비해 충격 흡수가 잘 되지 않아서 발바닥 통증이 생길까 봐 걱정했던 분도 막상 맨발걷기 후에 발바닥 통증이 완화되었다는 분이 많습니다. 족저근막염이나 티눈이 완화되었다는 분도 있습니다. 심지어는 수술이나 항암치료, 방사선 치료와 같은 현대의학의 표준치료법을 따를 수 없을 정도로 암이 진행되었는데 맨발걷기 후에 통증이 완화되었다는 분도 있습니다.

통증 있는 분들이 주의해야 할 사항들

그러나 맨발걷기만으로 모든 통증이 완화된다고 말할 수는 없습니다. 대체로 구조적인 문제가 없는 경우에는 통증이 완화되는 일이 분명히 많이 있었습니다. 그러나 다음과 같은 상황에서는 맨발걷기로 통증이 좋아질 수 없으니 주의하시고 주치의와 반드시 상의하시기를 바랍니다.

- 수술이 필요한 경우

- 인대가 약해서 관절이 불안정할 때

- 관절의 마모가 심해서 관절 안에 반복적으로 물이 차거나 염증이 생길 때

- 심한 염증이 있을 때

- 감염이 있는 경우

이런 분들이 안전하게 접지 효과를 누리려면 발바닥이 흙에 닿는 정도만 하셔도 됩니다. 맨발걷기는 접지 효과에 풋코어 근육 강화, 지압 효과까지 모두 누릴 수 있지만 이런 환자분이라면 접지 효과만을 목표로 하시는 것이 좋습니다.

또 하나 통증과 관련하여 주의할 점은 모든 통증은 개인차가 크다는 것입니다. 진단명이 같다고 똑같은 경과를 보이는 것은 아닙니다. 개인의 체력과 면역력, 운동 능력, 감정 패턴, 수면의 질 등 다양한 변수가 있기 때문에 어떤 분이 맨발걷기로 나아졌다고 해서 나도 무조건 맨발걷기로 다 낫는다고 단정적으로 말할 수 없습니다. 무작정 따라 하기보다는 자신에게 필요한 것은 무엇인지, 자신의 체력 상태와 발바닥의 상태가 어느 정도인지 알고 시작하시는 편이 좋습니다.

그러나 이것만은 확실히 말할 수 있습니다. 맨발걷기를 할 때 자신의 건강 상태에 따라 운동 시간을 적절히 조절하고 바닥을 자신에게 맞는 곳을 선택하신다면 부작용이 거의 없고 숙면, 스트레스 감소, 혈액순환 개선 등 다양한 작용을 통해 통증이 개선될 여지가 많다는 것입니다. 만성통증에 맨발걷기가 도움이 되었다는 사례는 무척 많습니다. '내 병은 맨발걷기로 반드시 다 나을 거야!'라는 과도한 기대보다는 '맨발로 한 걸음 한 걸음 더 나은 삶을 살아 보자!'라는 가벼운 마음으로 걸으신다면 한결 더 좋은 결과를 얻을 수 있습니다. 그렇게 꾸준히 한 걸음씩 나아간다면 어느 순간 더 이상 통증에 묶여 있지 않는 자신을 발견하는 날도 오지 않을까요?

운동 후
회복력 향상

격렬한 운동을 하고 나면 근육은 미세하게 손상을 받습니다. 손상된 근육이 회복하는 과정에서 근육은 더 튼튼해집니다. 운동을 하고 난 뒤 근육 손상이 빨리 회복되면 면역력이 높다고 볼 수 있습니다.

실험을 통해 이 과정을 확인한 논문이 있습니다. 이 실험으로 운동을 하고 난 다음에 생긴 근육 손상이 얼마나 빨리 원래대로 회복하는지를 확인할 수 있습니다.

이것은 근육에 많은 효소 수치를 비교한 것입니다. 운동하고 난 다음에 CK(크레아티닌 키나아제)라는 효소 수치가 굉장히 빨리 높아지는 사람은 근육 손상이 많을 것이라고 추정한 겁니다. 접지한 사람은 상대적으로 근육이 손상되어 나오는 효소가 줄어들었다는 것을 보여 주는 실험 결과입니다. 똑같은 운동을 한 후에 접지를 한 그룹과 접지하지 않은 그룹을 나누어 3일간 이 효소가 얼마만큼 나오는지 혈액검사로 확인했습니다.

접지를 한 사람들은 운동 후에 근육이 손상되면서 나오는 효소(CK)의 수치가 접지하지 않은 사람들에 비해 21~87% 정도 적게 나옵니다. 접지를 한 사람들은 근육의 파괴도 적지만 운동 후에 나타나는 통증도 더 적은 것으로 확인되었습니다. 이렇게 운동 후에 나타나는 통증을 DOMS(Delayed Onset Muscle Soreness)라고 하는데 접지를 하지 않은 사람은 접지한 사람에 비해 통증을 83~86% 정도 더 강하게 느끼는 것으로 나타났습니다.

이 연구 결과를 그대로 받아들인다면 맨발로 걷는 분은 같은 시간 운동을 했을 때 근육의 손상도 빨리 회복되고 운동 후에 나타나는 통증(DOMS)도 더 적기 때문에 더 많은 운동을 할 수 있을 거라 예상합니다. 맨발걷기가 신발걷기에 비해 운동량이 더 많지만 반복할수록 덜 피로하고 숙면을 취할 수 있는 것도 이런 이유일 가능성이 높습니다.

그런데 이 내용은 좀 더 검증이 필요한 분야입니다. 이 논문의 결론처럼 CK라는 효소 수치가 많이 올라가지 않는다는 사실과 근육의 미세한 손상에서 빠른 회복을 보인다는 것이 완전히 일치한다고 확신하기에는 한계가 있습니다. 왜냐하면 CK는 근육 외에도 다양한 장기에 많이 분포되어 있기 때문입니다. 맨발걷기의 매우 좋은 효과이지만 이런 결론이 좀 더 확실해지기 위해서는 앞으로 더 정밀한 연구가 필요할 것이라고 봅니다.

노년기를 위협하는
골다공증 감소

━━━━ 노년의 삶을 위협하는 침묵의 파괴자 ━━━━

노인들의 활기찬 삶을 무참히 파괴하는 고약한 녀석이 하나 있습니다. 바로 골다공증이죠!

뼈는 무척이나 딱딱한 물질처럼 보이지만 사실은 약간의 탄력성이 있습니다. 몸에서는 뼈가 건강한 상태를 유지하도록 낡은 부분을 제거하고 새로운 뼈를 만드는 작업이 끊이지 않고 일어납니다. 이처럼 조골세포가 뼈를 새롭게 만들고 파골세포가 낡은 뼈를 제거하는 과정을 리모델링이라고 합니다. 언뜻 보면 별 변화가 없어 보이지만 우리 뼈는 매일 조금씩 리모델링 공사를 하고 있는 셈입니다.

그런데 나이가 들거나 몸에 이상이 생기면 리모델링 과정에서 새롭게 단장하는 작업은 잘 안 되고 낡은 부분을 제거하는 작업만 계속 일어납니다. 그 결과 뼈 속에 구멍이 숭숭 뚫려 빈틈이 생기는 것이죠. 이런 상태를 골다공증이라고 합니다.

골다공증이 있으면 통증이 있을 것이라고 생각하는 분이 꽤 많은데 사실 골다공증은 통증을 일으키지 않습니다. 엑스레이를 찍어 보면 하얗게 보여야 할 뼈가 검게 보이면서 뼈의 밀도가 낮아진 것이 보입니다. 환자분은 저렇게 뼈가 약한데 통증이 있을 수밖에 없겠다고 생각하시지만 실제로는 약해진 것뿐이지 통증이 있지는 않습니다. 그렇게 소리 소문 없이 찾아오는 골다공증의 특징 때문에 오히려 더 위험할 수도 있습니다. 그러니 골다공증은 노인들의 삶에 몰래 침입하여 한 순간에 삶을 파괴하는 셈입니다.

그런데 골다공증이 있는 분들에게 통증이 생기는 때가 있습니다.

바로 골절이 생길 때죠.

골다공증으로 가장 골절이 잘 생기는 부위가 고관절과 척추입니다. 노인은 자다가 깨서 화장실 가다가 문지방에 걸려 넘어지면서 고관절 골절이 생기는 경우가 매우 흔합니다. 화장실에서 미끄러져 넘어지면서 고관절 골절이 생기기도 합니다. 물론, 계단에서 넘어지는 분도 있습니다. 노인에게 고관절 골절이 생기면 무조건 수술을 해야 합니다. 요즘 수술하는 기법이 많이 발달되고 재활치료도 많이 하므로 예전보다는 확실히 고관절 골절 수술 후에 회복이 잘되는 편입니다. 그러나 그중 일부는 다시 걷지 못하기도 합니다.

골다공증이 심한 분은 기침을 하다가 갈비뼈가 부러지기도 합니다. 물론 갈비뼈 골절은 수술을 하지는 않습니다. 그러나 골절이 회복될 때까지 한동안 보조기를 착용하고 안정을 해야 하는데 그동안 근력이 더 떨어지면서 삶이 한풀 꺾이는 듯한 느낌을 받습니다.

노인들이 골절로 인해 활동이 떨어지게 되면 신체적 능력만 떨어지는 것이 아니라 인지능력도 급속도로 떨어집니다. 결국 치매로 진행할 확률이 높습니다. 치매는 노인들이 뇌졸중이나 암보다도 더 피하고 싶어 하는 질병이지요. 이제까지의 나와는 '또 다른 나'가 된 것 같은 삶을 살게 되니까요.

골다공증을 맨발로 극복한다

접지를 통해 골다공증이 감소된다는 보고가 있습니다.

이 논문에서 골다공증의 지표로 본 것이 소변 안에 든 인산입니다. 인산은 뼈 속에 많이 들어 있는 성분입니다. 이 논문에서는 혈액이나 소변에서 인산이 많이 배출되면 뼈 안에 있는 인산 성분이 빠져나간 것으로 보았습니다. 그 결과 골다공증이 생길 것으로 결론을 내리고 있습니다.

그러나 이런 결론은 좀 섣부른 면이 있습니다. 충분히 가능성은 있지만 이 실험이 그렇게 확실하고 직접적인 결과를 보여 주는 것은 아닙니다. 왜냐하면 인산 배출량을 가지고 추정을 하는 것이니까요. 골다공증의 간접적인 지표인 인산 배출이 줄어들었다고 반드시 골다공증이 좋아질 것이라고 결론을 내리기는 어렵습니다.

접지 실험이나 맨발걷기로 골다공증이 좋아졌다고 결론을 내리기 위해서는 비교 대조군을 잘 설정하고 골다공증의 지표로 실제 골밀도 검사 결과를 쓰는 것이 더 좋습니다. 이것을 증명하는 데에는 시간은 좀 걸리겠지만 실험설계가 그다지 어렵지는 않아서 내년쯤에 제가 직접 실험을 해 볼 계획입니다.

만병의 근원, 염증을 호전시킨다.
염증 완화 효과

착한 염증?

염증에 대한 오해가 많아서 이 기회에 좀 살펴보고 가는 것이 좋
겠습니다.

어깨가 아파서 오신 환자분을 초음파로 검사하다가 힘줄 주변에
염증이 있는 것을 확인하고 "힘줄에 염증이 좀 있네요."라고 말씀
드리면 "정말요?"라고 화들짝 놀라는 분이 종종 있습니다. 그런가
하면 어깨 근육이 뭉쳐서 뻐근한 통증이 있는 분이 내가 진찰도
하기 전에 지레 짐작으로 "선생님, 저는 염증 때문에 어깨가 아픈
것 같아요."라고 이야기하시기도 합니다.

깜짝 놀라는 분도, 짐작으로 으레 염증이 있을 것이라고 생각하는 분도 모두 염증에 대한 저 나름의 선입견을 가지고 있는 듯합니다.

염증 반응은 원래 우리 몸을 지키는 매우 정상적인 과정입니다. 조직이 손상되거나 내 몸에 해가 될 만한 물질이 몸속으로 들어올 때 염증 반응이 없다면 우리는 자연 속에서 매우 취약한 존재가 되고 말 것입니다. 어느 정도일지 가늠하기는 어렵지만 염증 반응이 없다면 인류는 확실히 지금과 같은 수명을 누리지는 못할 것입니다. 그만큼 염증 반응은 우리 몸을 방어하는 중요한 면역반응입니다.

염증 반응은 낡거나 파괴된 자기 세포의 찌꺼기나 해로운 물질이 있는 곳에 공병대와 경찰이 함께 가는 것과 같습니다. 파괴된 곳으로 찾아 가서 복구하는 공병대이자, 선량한 자기 세포에게 위협이 되는 침입자를 잡아가는 경찰이 바로 면역세포입니다. 그러니 염증 과정은 발달된 생명체의 수호천사와 마찬가지인 셈이지요.

못된 염증

이렇게 정상적인 염증 과정이 어쩌다 지금은 이렇게 고약한 존재처럼 취급받게 되었을까요?

그 이유는 주변에 넘쳐나는 염증 유발 사건과 염증 유발 물질 때문입니다. 담배와 술, 각종 살충제와 환경호르몬, 중금속, 미세플라스틱, 오염된 공기와 오염된 먹거리, 과도한 스트레스와 수면 부족 등등 현대인은 염증을 쉽게 유발하는 환경에 둘러싸여 살아가고 있습니다. 그에 비해 염증을 해소해 주는 항염증 음식은 거의 섭취하지 않죠. 마음의 짐을 날려 버리는 스트레스 관리 방법은 멀고 가벼운 즐거움을 찾게 하는 스마트하지 않은 스마트폰 사용은 가깝죠.

지속적인 염증 유발 환경에 노출되면 통증과 류머티스 관절염, 쇼그렌 증후군, 건선 등 각종 자가면역질환, 불면, 우울, 집중력 저하, 치매와 같은 뇌의 문제, 심지어는 상당수의 암도 만성염증과 연관이 있습니다. 노화도 염증의 영향을 받고 있으니 염증이 만병의 근원이라 해도 과언이 아닙니다.

이런 만성염증은 급성염증과 달라서 일반적인 검사로 쉽게 확인하기 어렵습니다. 급성염증은 빨갛게 붓고, 열이 나고, 통증이 생기는 등 특징적인 현상이 나타납니다. 반면 만성염증은 이런 분명한 증상이 나타나기도 하지만 나타나지 않는 일도 많습니다. 만성염증은 때때로 아주 모호하고 다양한 증상을 나타내기 때문에 확인하기 어렵습니다. 확인하기 어려운 만큼 오랜 기간 천천히 우리 몸을 망가뜨리고 있는데도 알아채기 어렵습니다. 이런 만성염증에 대해

경각심을 가지고 살피는 의사들은 대체로 기능의학을 진료에 접목하는 경우가 많습니다.

혈액검사 중에서도 여러 가지 지표를 비교하여 만성염증을 확인하거나 적외선 체열 검사를 통해 염증이 있는지 확인하기도 합니다.

맨발로 만성염증을 날려 버린다

맨발걷기나 접지를 하면 염증이 줄어든다는 보고가 있습니다. 적외선 체열 검사는 몸에 염증이 있으면 빨갛게 표시되는데 이것은 체온이 높아졌다는 의미입니다. 만성적인 통증으로 발에 염증이 있어 적외선 체열 검사에서 온도가 높게 나왔던 환자가 접지를 하고 난 뒤 염증이 감소하고 체온도 전체적으로 낮아지는 것을 볼 수가 있었습니다.

이 연구의 결론을 그대로 받아들인다면 다양한 치료에 응용할 수 있을 것입니다. 위에서 언급한 것처럼 만성염증은 온갖 질병의 뿌리 역할을 하기 때문이죠.

그러나 이 연구는 소규모 연구이기 때문에 신뢰도가 다소 떨어집니다. 따라서 대규모 실험이 추가적으로 필요합니다.

사실 이런 연구 실험 설계는 별로 어렵지는 않아 보입니다. 우선, 급성염증이나 만성염증이나 관계없이 통증과 염증 부위가 일치하고 체열 검사로 온도가 높아진 것을 확인합니다. 그 후 접지를 한 그룹과 접지하지 않은 그룹을 비교하여 접지를 했을 때 얼마나 온도가 낮아졌는지 대규모 실험을 통해 증명할 필요가 있습니다. 만일 대규모 연구로 접지의 염증 감소 효과가 확실히 증명된다면 의사나 환자에게 무척이나 반가운 소식이 될 것입니다.

상처가
빨리 낫는다

접지 효과 중 의료에 접목되면 큰 효과를 볼 수 있는 것이 상처 회복 효과입니다.

당뇨가 있는 분은 맨발걷기 하면 안 된다고 하던데요?

당뇨가 있는 분은 맨발걷기를 하지 말라고 하는 의사 선생님도 많이 있습니다. 충분히 이해되는 이야기입니다. 그러나 분명히 말씀드릴 수 있습니다. 조절이 잘되는 당뇨 환자는 너무 겁먹지 않으셔도 됩니다. 그러나 당뇨가 잘 조절되지 않아서 인슐린을 고용량으로 써야 되는 분들이나 당뇨병성 말초신경병증이 있어서 감각이 둔하거나 저린 분은 조심하셔야 합니다.

당뇨발은 의사도 끔찍하게 싫어하는 병입니다. 당뇨가 심하거나 오
래되어서 혈액순환이 잘되지 않는 상태가 지속되면 신경도 손상
을 받습니다. 이런 분은 감각이 무디기 때문에 상처가 나도 금방
알아채지 못합니다. 그래서 상처를 오랫동안 방치하는 경우가 있
습니다. 방치된 상처라도 면역 상태와 혈액순환이 정상적이라면 회
복하는 경우가 많죠. 그런데 당뇨가 잘 조절되지 않는 환자는 상
처가 깊이 파고드는 경우가 드물지 않게 있습니다. 이럴 때는 어
쩔 수 없이 악화된 상처 부위를 수술해서 잘라 내야만 합니다. 아
주 끔찍한 당뇨의 후유증이죠. 물론, 당뇨발이 있는 분에게 맨발
로 아무 곳에서나 걸으라고 권하는 것은 아닙니다. 이런 분은 바닷
가 모래사장이나 동네 놀이터의 모래사장과 같이 매우 안전한 바
닥을 선택하고 바닥이 안전한지 살피신 후 조심스럽게 맨발걷기를
하시는 것이 좋습니다.

당뇨가 심한 분은 상처가 작게 시작해서 점점 커지는 일이 많습니
다. 특히 엄지발가락이나 복숭아뼈 주변으로 상처가 잘 나게 되죠.
한 사례 연구 논문의 주인공은 당뇨를 가진 84세의 여성입니다.
새로 산 부츠를 신었다가 몇 시간 만에 좌측 발의 바깥쪽 복숭아
뼈 주변에 물집이 잡혔습니다. 당뇨가 심했던 환자의 상태 때문에
물집은 금방 개방성 상처로 바뀌었습니다. 상처를 전문적으로 보

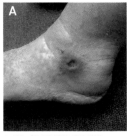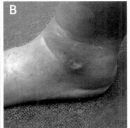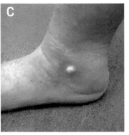

A: 당뇨 환자의 발에 상처 발생   B: 매일 30분간 접지 후 일주일 지남   C: 매일 30분간 접지 후 2주일 지남

는 센터를 여러 군데 방문해서 치료를 받았지만 상처는 낫지 않았습니다. 센터에서 검사 결과 다리의 혈액 흐름이 심각하게 나빠져 있었습니다.

논문에 나오는 초기의 모습은 개방성 상처도 문제지만 발 전체의 피부도 창백하고 거칠어 보이는 문제도 있습니다. 워낙 상처가 잘 낫지 않고 통증도 있어서 걸을 때 절뚝거리는 증상도 있었습니다. 이런 상태에서 환자는 30분 동안 접지패드에서 접지를 한 후에 통증이 상당히 감소했습니다. 매일 30분씩 접지패드에서 접지를 한 지 일주일 지난 시점의 사진입니다. 처음에 비해서 피부도 다소 윤기가 있어 보이고 상처가 상당히 아물어 있는 상태입니다. 통증도 80%정도 좋아졌고 더 이상 걸을 때 절지도 않았습니다. 마지막 모습은 접지를 한 지 2주 후 발의 상태인데 피부의 상태도 상당히 좋아졌고 통증도 전혀 없고 상처도 거의 아물었습니다. (논문 출처 Journal of Inflammation Research 24 March 2015 The effects of grounding

on inflammation, the immune response, wound healing and preventon
and treatment of chronic inflammatory and autoimmune diseases)

상처 치료를 전문적으로 하는 기관에서 치료를 해도 낫지 않던
당뇨발을 가진 환자가 이처럼 빠른 속도로 완전히 좋아지는 일
은 매우 드뭅니다. 그것도 전문가의 처치가 아니라 접지만으로 가
능했다는 것은 특별한 일입니다. 지구가 의사 역할을 한 셈이라고
할까요?

깊은 상처도 이틀 만에 호전된다

논문의 또 다른 사례는 프랑스에서 열리는 유명한 자전거 대회에
참가했다가 자전거 휠에 다리를 다친 사람의 상처를 보여 주고 있
습니다. 선수가 심한 상처를 입고 당일 병상에서 접지패드를 붙이
고 치료를 받는 장면에서는 상처가 깊고 주변으로 상당한 부종이
있습니다. 접지를 한 뒤 하루 만에 어느 정도 상처가 회복되어서
둘째 날 바로 다시 대회에 복귀했습니다. 이틀 뒤의 상처는 거의
다 아물어 있는 상태입니다. 부종도 상당히 회복되고 상처가 꽤나
회복되는 모습입니다. 이와 같이 특수한 상황에서 접지는 굉장히
빠른 속도로 상처를 회복시키는 효과가 있습니다.

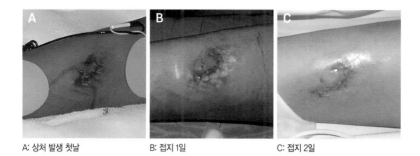

A: 상처 발생 첫날   B: 접지 1일   C: 접지 2일

이 사례는 논문에 나와 있는 것이며 제가 직접 경험한 것은 아닙니다. 만일, 좀 더 대규모 사례를 모집하여 상처 회복에 대한 효과를 통계적으로 증명한다면 수술 후에 회복하는 환자들이나 화상 및 큰 외상을 입은 많은 환자분에게 큰 도움이 될 것입니다. 특히 깊은 화상을 입은 분은 상처를 한 번씩 소독할 때마다 환자도, 치료하는 의사도 무척이나 괴롭습니다. 상처가 접지만으로도 빨리 회복될 수 있다면 그분들의 괴로움을 덜어 드릴 수 있을 것입니다. 이 효과에 대해서도 정밀하고 잘 통제된 연구가 추가적으로 필요합니다.

맨발걷기의
어마어마한 운동 효과

맨발로 걷기만 해도 풋코어 근육이 튼튼해지면서 발바닥이 지면과 만날 때 더 안정감이 생깁니다. 이것도 접지력이라고 합니다. 이때의 접지는 전자의 흐름에 관한 이야기가 아니라 땅을 단단하게 붙잡는 힘을 말하는 것이지요. 엄밀하게 말하면 우리는 발로 땅을 붙잡고 있는 것일 수도 있습니다. 손가락으로 나뭇가지를 붙잡듯 발가락으로 땅을 단단히 붙잡을 수 있다면 우리는 잘 넘어지지 않고 발목을 삐끗하는 일도 줄어들겠죠. 맨발로 다양한 땅과 만날 때 접지력이 커지고 우리는 더 흔들리지 않는 단단함을 갖게 됩니다. 발에서 시작하는 이 단단함은 우리 삶의 전반에 안정감을 주리라고 저는 확신합니다. 무엇보다 인류의 어머니와도 같은 지구와 직접 연결되어 에너지를 공급받는 셈이니까요.

이렇게 맨발걷기가 익숙해지신다면 적당한 땅을 골라서 맨발로 달리기도 할 수 있습니다. 맨발로 달릴 때 무엇이 좋아지는지 확인해 볼까요?

맨발로 달리면 무엇이 좋아지는가?

몇 년 전 유명한 TV 프로그램에서 맨발로 달리는 것과 신발을 신고 달리는 것이 발 근육에 어떤 영향이 있는가를 보여 준 적이 있습니다. 그래프를 만들어서 맨발로 걸을 때와 신발을 신을 때 발에 가해지는 힘을 비교하여 보여 주었습니다. 긴 발가락 굽힘근(FDL)은 엄지발가락을 제외한 나머지 네 개의 발가락을 굽히는 근육입니다. 긴 엄지 굽힘근(FHL)과 긴 종아리 근육(PL) 등 모든 근육이 맨발로 달린 그룹에서 신발을 신은 그룹보다 더 힘이 많이 들어간 것처럼 설명했습니다. 그러면서, 맨발로 달리면 발의 모든 근육에 다 힘이 많이 가해지니까 발의 힘이 좋아질 것으로 결론을 내리고 있습니다.

그런데 이것은 절반만 맞는 내용입니다.

실제 논문은 다음과 같습니다. TV 제작진은 앞의 세 가지 근육만 가지고 온 것입니다.

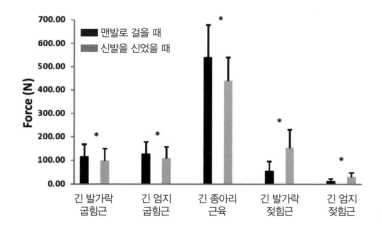

맨발로 걸을 때와 신발을 신고 걸을 때 발 근육에 가해지는 힘의 차이

앞쪽의 검게 표시한 그래프가 맨발로 달릴 때 근육에 가해지는 힘입니다. 앞의 세 가지 근육은 맨발로 달릴 때 더 활성화된 것이 맞습니다.

그런데 엄지발가락을 포함해서 발가락과 발등을 위로 들어 올리는 근육들(EDL 긴 발가락 젖힘근, EHL 긴 엄지 젖힘근)은 신발을 신었을 때 더 많은 힘이 가해집니다.

요약해서 말하자면 맨발로 달릴 때 발을 땅바닥에 딛고 누르는 힘은 더 커지고 발목과 발가락을 들어 올리는 힘은 적게 든다는 것입니다.

이런 이유로 맨발로 달릴 때 발바닥의 근육들이 바닥을 누르는 힘이 커지면서 풋코어 강화 효과와 지압 효과가 더 커진다고 볼 수 있습니다. 발바닥 쪽의 근육들은 더 많은 힘을 쓰기 때문에 근육도 강해집니다. 또한, 지면을 누르는 힘이 커져서 발바닥에 분포된 반사점들을 자극하고 우리 몸 각 부위의 장기의 기능을 회복하게 돕는 효과가 있다고 봅니다. 물론, 이 지압 효과는 완전한 기전이 밝혀져 있지 않지만 전신적인 회복력과 연결된 것으로 보입니다. 반사점의 존재가 아직은 과학적으로 완전히 증명되지 않았다 해도 발바닥 근육의 강화로 정맥의 순환에 도움이 되는 것은 분명합니다.

그리고 발가락과 발목을 위로 젖히는 힘은 좀 적게 들수록 보행과 달리기의 효율이 좋습니다. 그런 면에서 이 내용은 단순히 "맨발걷기를 하면 발에 힘이 많이 들어간다."라고 보기보다는 지면을 누르는 힘이 세지고 그 결과 풋코어 근육이 강화되어 혈액순환이 좋아진다고 보는 것이 맞겠습니다.

자연스러운 보행에 관하여…

자연스러운 보행은 어떤 것일까요? 지금과 같은 신발이 나오기 전 우리 조상들은 어떻게 걸었을까요? 보도블록과 아스팔트로 온통 딱딱하고 평평한 바닥뿐인 도시 환경이 아니라 원래 흙길이나 산길에서 우리 조상들은 어떻게 걷고 달렸을까요?

일반적으로 발뒤꿈치부터 땅에 닿는 것을 정상적인 보행이라고 알고 있습니다. 의학 교과서에도 그렇게 나와 있습니다. 발뒤꿈치가 먼저 닿는다고 되어 있죠.

1960년 로마 올림픽에서 이런 상식을 완전히 뒤집는 사건이 벌어집니다. 바짝 마른 체격의 아프리카 선수가 올림픽 마라톤 대회에서 맨발로 도로를 사뿐사뿐 가볍게 달리는 장면은 충격적으로 보일 만큼 특별했습니다. 얼마 전까지만 해도 이탈리아의 지배를 받던 에티오피아 출신의 무명 선수가 수많은 관중과 기자들에게 강한 인상을 남기며 올림픽 메인 스타디움으로 들어섭니다. 결승선을 통과한 후에도 그는 에너지가 남아 있는 것처럼 보였습니다. 전혀 지쳐 보이지 않았고 여유 있는 웃음을 지어 보였습니다. 인생의 후반전을 살고 있는 분들은 기억하실 것입니다. 올림픽 마라톤 2연패에 빛나는 맨발의 마라토너 아베베! 그는 한때 조국을 옥죄었던 지배자의 나라 심장부에서 맨발로 뛰어 세계신기록을 세웠습니다.

운동화를 신으면 발뒤꿈치가 바닥에 먼저 닿습니다. 이것은 대부분 사람이 알고 있는 평범한 사실입니다.

맨발일 때는 어떨까요?

맨발로 달릴 때 뒤꿈치부터 닿으면 충격이 굉장히 큽니다. 실제 맨발로 달리는 아베베 선수를 보면 앞꿈치부터 먼저 바닥에 닿습니다. 맨발로 달리기를 하면 앞꿈치부터 먼저 닿는 것이 자연스럽습니다. 아베베 선수가 맨발로 달릴 때 뒤꿈치부터 바닥에 닿았다면 그는 세계신기록을 세울 수 없었을 것입니다.

신발을 신으면 신발이 쿠션 역할을 해 주기 때문에 뒤꿈치부터 닿아도 그렇게 충격이 크지 않지만 맨발일 때 뒤꿈치부터 닿으면 굉장히 충격이 큽니다. 맨발로 달리면 앞꿈치로 착지하는데 이것은 신발을 신고 달릴 때 뒤꿈치로 착지할 때에 비해 충격이 3분의 1로 줄어듭니다.

우리 조상이 초원에서 다른 동물을 사냥하며 살아갈 때 가졌던 유리한 점은 오래 달릴 수 있다는 것입니다. 활이나 창으로 동물을 사냥할 때, 상처를 입은 동물은 그 자리에 쓰러지지 않습니다. 상처를 입은 상태로도 열심히 도망가죠. 물론 건강할 때보다는 느릴지 몰라도 사피엔스보다는 더 빠르게 달릴 수 있을 겁니다. 이때 털이 없는 사피엔스의 그 특별한 생존 능력이 빛을 발합니다. 바로 오래달리기죠! 순간적인 속도는 사피엔스가 다른 동물보다 월등히 빠르지 않습니다. 오히려 느린 편에 속하죠. 그러나 오랫동안 달리는 능력만큼은 지구 최강입니다. 몇 시간씩 달릴 수 있는 동물은 지구에서 사피엔스가 독보적입니다. 맨발로 초원에서 우리 조상은 상처 입은 동물의 뒤를 쫓아 오랫동안 달릴 수 있었습니다. 그때의 기억이 우리 몸 DNA 어딘가에 남아 있을 것입니다. 그러나 최근 몇십 년간 인류는 그 전례를 찾아볼 수 없을 만큼 안락한 신발을 신으며 우리 조상이 생존을 위해 축적해 둔 소중한 기억을 잃어 가고 있습니다.

맨발로 달리면 발목에 힘이 더 많이 들어갑니다. 수직 지면 반발력이라는 것은 발이 땅에 닿을 때 우리 몸에 주는 충격 전반을 말하는 것입니다. 충격을 전반적으로 확인해 보면 맨발로 달릴 때 신발을 신는 것보다 오히려 충격은 덜합니다.

맨발로 더 단단한 후반전의 삶을…

인생의 전반전은 머리를 잘 쓰는 사람이 승자입니다. 공부를 잘하거나 집요하게 파고들어 뭔가를 해내는 집중력이 있는 사람이 성과를 이뤄 냅니다. 그러나 이 버릇이 후반전까지 이어지면 곤란합니다. 학창 시절 열심히 공부하듯, 신입사원 때 밤을 새우면서 책상에 앉아 열심히 일을 하듯, 인생의 후반전에도 그런 방식으로 삶의 문제를 해결하려고 든다면 엄청난 후폭풍이 뒤따르게 됩니다. 저는 인생의 후반전에 들어선 환자분께 늘 이렇게 얘기합니다.

"인생 후반전의 승자는 머리가 아니라 엉덩이를 잘 쓰는 사람이다!"

실제 엉덩이 근육이 약해진 분의 골반은 뒤로 기울어 자세가 구부정해지고 허벅지, 종아리 근육도 모두 약해집니다. 허벅지와 엉덩이 근육은 우리 몸에서 혈액을 가장 많이 포함하고 있는 근육들입니다. 이 근육들이 정상적인 기능을 유지하지 못하면 삶의 활력이 뚝 떨어집니다. 그래서 허리디스크, 척추협착증, 좌골신경통, 이상근 증후군, 무릎 관절염 등 온갖 근골격계 통증이 그 뒤를 따릅니다. 물론 엉덩이 근육이라는 말은 상징적인 의미이지 엉덩이 근육만 튼튼하게 한다고 모든 문제가 해결되진 않습니다. 인생 후반전에서 가장 쉽게 약해지는 대표적인 근육이고 그 근육의 중요성이 있기 때문에 상징적으로 드리는 말씀입니다. 인생의 전반전에서는 남자든 여자든 상체가 멋있는 사람들이 각광을 받았다면 후반전에서는 상체보다는 하체가 튼튼해야 삶이 빛납니다.

제가 어렸을 때는 마을 어르신이 환갑을 맞이하면 굉장히 큰 사건이어서 잔치를 하곤 했습니다. 그 시절 인생의 하프타임은 30살이었죠. 30대부터 후반전이 시작되는 셈입니다. 그러나 요즘은 말 그대로 백세시대여서 하프타임이 50살입니다. 50대부터는 후반전을 뛰어야 하는 셈인데 후반전 경기의 승자는 하체가 튼튼한 사람들입니다. 전반전에 상체의 힘으로 폼 나게 다니고 머리를 써서 많은 득점을 했더라도, 하체가 약하면 후반전 경기를 끝까지 뛰지 못할 수도 있습니다. 어쩌면 후반전 경기의 종료 휘슬이 울릴 때까지 다른 선수들이 최선을 다해 뛰며 아름다운 마무리를 하는 것을 벤치에서 지켜봐야 할지도 모릅니다. 왜냐하면 중간에 부상으로 교체되어 들것에 실려 나오거나 체력이 떨어져 더 이상 경기를 할 수 없기 때문이죠. 축구는 전반전에 골을 많이 넣어 놓았다면 최종 경기의 승자가 될 수도 있으나 인생이라는 게임에서 최종 승자는 경기 종료 휘슬이 울릴 때까지 지치지 않고 그라운드를 달리는 사람입니다. 후반전에는 게임의 룰이 완전히 바뀌기 때문이죠.

이제 후반전을 마지막까지 달릴 수 있게 하는 하체의 힘은 어디에서 오는지 살펴봅시다.

발뒤꿈치에서 발바닥을 지나 앞발까지 뻗은 족저근막은 발의 아치를 지탱하면서 발의 안정감과 걷거나 달릴 때 효율을 높여 줍니다. 좀 더 쉽게 빨리 달릴 수 있게 해 주는 역할을 하는 셈입니다. 그런데 다음 그림에 나오는 것처럼 이 족저근막이 얇은 막으로 이어지면서 발뒤꿈치 뼈에서 아킬레스 힘줄과 연결되고 아킬레스 힘줄은 종아리 근육과, 종아리 근육은 허벅지 뒤쪽의 햄스트링 근육과 연결됩니다. 햄스트링 근육은 좌골에서 골반의 다양한 인대와 만나고 이것이 엉덩이의 다양한 둔근과 천골, 척추에 안정감을 주는 근육들과 차례차례 이어집니다. 이렇게 근육들이 그 기능에 따라 기차가 연결되듯 근막을 통해 연결되어 있습니다.

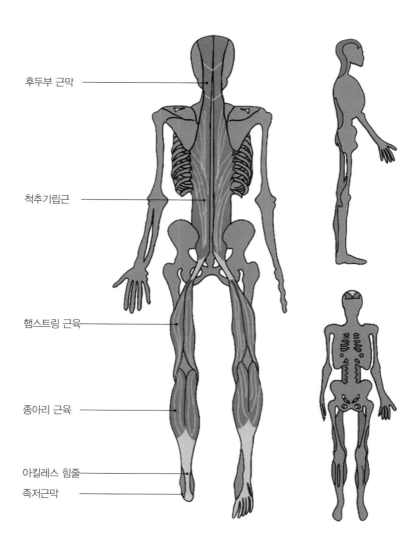

후두부 근막

척추기립근

햄스트링 근육

종아리 근육

아킬레스 힘줄
족저근막

맨발로 달리면 풋코어 근육이 좋아지는 것뿐 아니라 종아리의 근육도 함께 강화되는 효과가 있습니다. 이런 효과는 사슬처럼 이어져 기능적으로 함께 움직이는 햄스트링과 엉덩이 근육, 골반과 척추의 코어 근육을 활성화합니다. 그뿐만 아니라 바른 자세를 유지하도록 도와주는 척추기립근의 활성화도 유도하므로 맨발 달리기에는 하체의 전체적인 근력을 한꺼번에 트레이닝하는 효과가 있습니다.

물론, 이것이 인생의 후반전에 다다른 사람들에게만 해당되는 말은 아닙니다. 전반전부터 맨발 달리기를 한다면 전반전의 삶을 머리에만 의존하지 않고 온몸을 활용하면서 좀 더 폭넓은 시선을 가지고 창의력을 유지하는 데도 도움이 됩니다. 실제 미국의 유명 사립학교에서는 학생이 학교에 와서 처음 하는 것이 걷고 달리는 등의 육체 활동입니다. 우리나라처럼 학교에 도착하자마자 책을 펴고 문제를 풀도록 하지 않습니다. 지적인 능력도 상당 부분 육체적 능력에서 시작합니다. 새로운 시대의 핵심 경쟁력이라며 그렇게 강조하는 창의력도 책을 읽고 문제를 푸는 것으로만 길러지지 않습니다. 지적 능력과 창의력의 상당 부분은 몸을 움직이고 자연 속에서 자신을 성찰하는 데서 시작합니다. 낯선 것을 호기심 어린 눈으로 바라볼 수 있고, 삶에 여백이 있을 때 창의력은 길러집니다. 많은 철학자들의 통찰력 있는 아이디어는 산책 중에 떠오른 영감을 따른 것입니다. 노벨상을 받은 많은 과학자들도 운동이나 악기 연주를 하면서 핵심 되는 문제점을 해결하고 지나갔습니다. 몸의 움직임을 제한하고 의자에 앉아서 머리로만 모든 것을 해결하려는 우리 사회의 분위기는 아이들이 살아갈 미래를 어둡게 만듭니다. 이런-.-; 너무 멀리 갔군요. ㅜㅜ 다시 후반전을 살아가는 분들에게로 돌아와 마무리하겠습니다. 맨발 달리기로 발부터 엉덩이, 척추까지 튼튼하게 만들어 인생의 후반전도 종료 휘슬이 울리는 그 순간까지 그라운드를 마음껏 누비며 풍성하고 단단한 삶을 사시기를 응원합니다.

맨발로 달리면서 유산소 운동 효과까지…

인생의 전반전에는 남들에게 멋지게 보이고 싶었습니다. 실제 저는 결혼하기 몇 달 전부터 열심히 헬스장을 다니며 몸을 만들었던 기억이 있습니다. 신혼 첫날밤 신부에게 멋진 모습을 보여 주고 싶었기 때문이죠. 지금 생각하면 웃음이 나지만 그 시절엔 그랬습니다. 물론, 그 정도의 기백도 좋은 것입니다만 후반전까지 그렇게 할 필요는 없을 것 같습니다.

이제는 남이 아니라 내가 봐서 멋진 모습이 더 좋습니다. 어차피 남들의 눈에는 내 외모가 눈에 더 잘 띄겠지만 그들의 눈에 보이기 위해서 시간을 쓰는 것이 이제는 아깝게 느껴집니다. 물론, 지금도 열심히 근력 운동을 하여 조각 같은 몸매를 가질 수 있다면 그것도 좋은 일입니다. 그러나 저에게는 그럴 만한 시간도 에너지도 별로 없습니다. 가끔씩 마음먹고 헬스장에서 개인 트레이너와 함께 근력 운동을 한 적도 있지만 꾸준히 지속할 수는 없었습니다. 그래서 택한 것이 맨발산책과 맨발달리기입니다.

천천히 맨발산책을 하면서 내면을 돌아보고 명상을 대신하기도 합니다. 반면 조금 여유가 있다면 맨발달리기를 합니다. 꾸준히 계속 달려도 좋고 걷다가 뛰기를 교대로 반복해도 좋습니다. 저는 제대로 마음먹고 뛰면 4킬로미터 정도를 맨발로 달립니다. 짧게는 500미터 정도만 달리기도 합니다. 후반전을 살아가는 저에게는 이제 근력 운동보다는 유산소운동이 훨씬 더 중요하다는 것을 잘 알기 때문에 같은 시간이라면 근력 운동보다는 유산소운동을 선호합니다.

유산소운동은 심장을 튼튼하게 만들고 하체 근력을 향상시키는 효과가 있습니다. 위에서 언급한 후반전의 삶에 결정적으로 영향을 미치는 것이죠. 심장을 튼튼하게 만든다는 것은 비단 심장 그 자체만 말하는 것이 아닙니다. 심장을 포함하여 우리 몸의 전체적인 혈관을 튼튼하게 만드는 것이 유산소운동의 가장 큰 효과입니다. 특별히 저는 고지혈증이 잘 걸리는 체질이라 더욱 유산소 운동이 필요합니다. 맨발걷기만으로도 혈압이 10~30mmHg 정도 낮아졌다는 분도 많습니다. 그만큼 심장과 혈관도 튼튼해지신 것이라고 볼 수 있습니다. 아직 고혈압이 없더라도 평소에 맨발걷기와 달리기로 꾸준하게 심혈관계 건강을 지키는 것은 인생의 후반전을 살아가는 모든 사람의 기본적인 태도입니다.

삶을 풍요롭게 하는
풍부한 감각 회복

인간의 신경계는 크게 운동신경, 감각신경, 자율신경, 이렇게 세 가지로 나뉘어 있습니다.

앞에서는 맨발걷기가 어떻게 운동신경계에 영향을 주는지에 관해 말씀드렸다면 이번에는 감각신경에 대해 알아봅시다.

흔히 감각이라고 하면 오감을 떠올리실 겁니다. 눈, 귀, 코, 혀, 피부 이 다섯 가지가 모두 감각기관이죠. 인간은 보고, 듣고, 맛보고, 냄새 맡고, 피부에 무언가 닿거나 눌리는 등의 자극을 받아들여서

이 정보를 바탕으로 자신을 둘러싼 세계가 안전한지 위험한지 판단합니다. 사실, 귀는 하나의 감각기관이지만 투잡을 뛰고 있습니다. 듣는 기능뿐 아니라 평형감각도 담당하고 있죠. 그래서 엄밀하게 말하면 오감이 아니라 육감이라고 해야 합니다. 이 여섯 가지 감각 중 하나라도 없거나 심각한 손상을 입는다면 인간의 생존은 훨씬 더 위험해집니다. 물론, 현대 사회는 이런 감각기관의 이상이 있을 때도 안경이나 보청기 등 다양한 장치를 통해 보조합니다. 사회적인 합의를 통해 이런 분들이 어려움을 겪지 않도록 배려하고 있습니다. 그러나 자연 상태에서는 여섯 가지 감각에 이상이 생기면 굉장히 힘겨운 삶을 살게 됩니다. 따라서 이러한 여섯 가지 감각에 이상이 있다면 누구라도 쉽게 알아차립니다.

반면에 이상이 있는지 없는지를 금방 알아채기 어려운 감각이 두 가지 있는데 고유수용성 감각과 내수용 감각입니다.

맨발걷기로 균형 감각이 좋아진다

고유수용성 감각이 깨어나면서 균형 감각이 좋아집니다.

고유수용성 감각이라는 말이 좀 낯설게 느껴지시죠? 쉽게 말하면 우리 몸의 위치와 자세에 대한 감각입니다. 그것은 우리 몸이 바닥에 닿을 때 그 바닥이 울퉁불퉁한지, 매끄러운지, 푹신푹신한지 등을 다른 그 어떤 신경보다도 빠른 속도로 뇌에 전달합니다. 통증 신호보다 거의 100배 가까이 빠르게 신호를 전달합니다. 뇌에서는 그 정보를 바탕으로 발에 얼마나 힘을 주어야 할지 다음 발걸음은 어떻게 해야 할지 순간적으로 정하고 발걸음을 조절합니다. 이 모든 것이 순식간에 일어날 뿐 아니라 내가 의식적으로 알아채기도 전에 계산되고 처리됩니다. 그러지 않고 한 걸음 한 걸음 걷거나 팔을 뻗어서 숟가락질을 할 때마다 생각하고 계산해야 한다면 사는 것이 너무도 고달플 것입니다. 훌륭한 축구 선수들은 달리다가 몸의 균형이 무너진 상태에서도 정확하게 슛을 날리곤 하는데 이런 고유수용성 감각이 발달되었다고 볼 수 있습니다. 고유수용성 감각을 담당하는 신경 다발은 속도도 빠르지만 양도 많습니다. 우리 몸에서 가장 많이 발달한 감각신경계가 바로 고유수용성 감각입니다. 그만큼 의식적으로는 알아채지 못하더라도 우리 몸이 살아가는 데 필수적인 감각이라는 뜻입니다. 이 감각이 전혀 작동하지 않는다면 불안해서 걷기가 어려울 것입니다. 발에 얼마만큼 힘을 주어야 할지 전혀 알 수 없어서 쉽게 넘어지고 말 테니까요.

맨발걷기를 하면 이렇게도 중요한 고유수용성 감각이 좋아집니다. 쉽게 말해 맨발로 걸으면 밸런스가 좋아진다는 겁니다. 그래서 특히 노인은 맨발로 많이 걸으시기를 권해 드립니다.

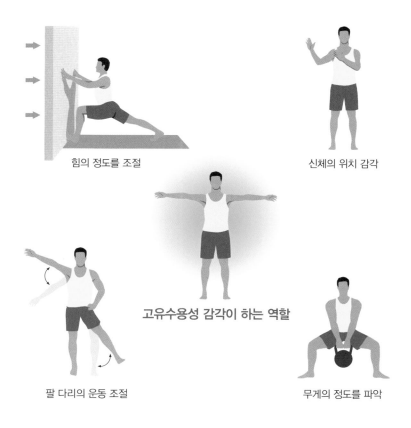

힘의 정도를 조절

신체의 위치 감각

고유수용성 감각이 하는 역할

팔 다리의 운동 조절

무게의 정도를 파악

나이가 들면서 피부에 주름이 지듯 신경의 퇴행도 자연스럽게 뒤따르는데 바로 이때 고유수용성 감각도 함께 떨어집니다. 고유수용성 감각이 떨어지면 균형을 잃고 쉽게 넘어집니다. 고유수용성 감각을 건강하게 유지하는 가장 좋은 방법이 맨발로 걷는 겁니다. 맨발로 다양한 바닥면과 접촉하면 감각이 풍부하게 몸 안으로 들어옵니다. 감지하는 감각의 양과 질 면에서 신발을 신는 것과 맨발로 걷는 것은 비교가 되지 않습니다. 발바닥이 그동안 무시되었던 고유수용성 감각을 깨우면 밸런스가 좋아지고 노인의 낙상도 줄일 수 있습니다.

노인들이 자꾸 넘어진다고 가만히 앉혀 놓으면 근력이 떨어질 뿐 아니라 치매가 빨리 옵니다. 옆에서 누가 도와서라도 맨발로 땅을 디디고 걷는 것이 좋습니다. 이마저도 위험하다면 처음에는 맨발로 서 있는 정도만이라도 하시기를 바랍니다. 맨발로 서 있기에 좀 적응이 되신다면 그 후에는 워커 같은 보조기를 이용해서라도 꾸준하게 맨발로 걸으시는 것을 추천합니다.

맨발로 걷는 사람들 일부는 발만 사용하는 게 아니라 손까지 사용합니다. 네 발로 잔디밭 위를 걷습니다. 무릎까지 사용해서 최대한 지구와 접지하는 면적을 늘리는 셈입니다. 바닥의 감각을 온몸으로 받아들이고 있는 것입니다. 쉽게 넘어지는 분이라면 이렇게 네 발로 몸을 지탱해 보는 것도 좋습니다. 걷는 것보다 한 단계 더 낮추어서 네발기기를 하는 것이죠. 이렇게 하면 안전하게 접지 효과를 누릴 수 있고 다양한 감각을 통해 심신의 안정감을 되찾을 수 있습니다.

맨발걷기로 속이 편해진다

맨발걷기를 하면 내수용 감각이 안정화되면서 속이 편해집니다.

내수용 감각이라는 말은 아래와 같이 한마디로 정리할 수 있습니다.

'우리 몸속에서 무슨 일이 일어나고 있는지를 알려 주는 감각'

심장, 폐, 위, 소장, 대장과 같은 다양한 장기가 어떻게 기능을 하고 있는지, 혈관이 얼마나 늘어났는지 줄어들었는지를 알려 주는 것이 내수용 감각입니다. 일반적으로 사람들이 자기의 정체성을 생각할 때 그 정체성의 재료가 되는 것이 경험입니다. 눈으로 어떤 것을 보고, 귀로 어떤 것을 듣고 또 균형을 잡고, 코로 어떤 냄새를 맡고, 입으로 어떤 맛을 보고, 손으로 어떤 촉감을 느꼈는지… 이런 감각이 모두 자신이 어떤 세상에서 살고 있는지를 알려 주는 것입니다. 이런 감각이 경험이 되고 그 경험이 모여서 기억이 됩니다. 내 머릿속에 온통 나쁜 기억들만 가득 차 있다면 나는 무척이나 위험한 세상에 살고 있는 셈이고 스스로를 야생에 던져진 동물처럼 여기게 될 것입니다. 그러나 사랑받은 기억과 뿌듯한 기억이 많다면 내가 살고 있는 세상은 안전한 곳이고 나는 이 지구별에 소풍을 나온 아이 같을 것입니다. 내가 어떤 사람인지를 알려 주

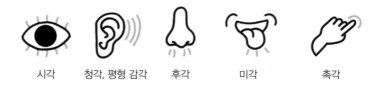

시각　　　청각, 평형 감각　　　후각　　　미각　　　촉각

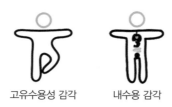

고유수용성 감각　　　내수용 감각

는 중요한 기억의 밑바탕에는 다섯 가지 감각기관(눈, 귀, 코, 혀, 몸)에서 들어오는 여섯 가지의 감각(시각, 청각, 평형감각, 후각, 미각, 촉각)이 있습니다. 그런데 이 여섯 가지의 감각보다도 더 큰 영향을 미치는 감각이 바로 내수용 감각입니다.

우리 몸으로 들어오는 이런 다양한 감각을 받아들이는 센터가 있습니다. 여기서는 이것을 간단하게 뇌라고 하겠습니다. (물론 개인의 뇌의 범위를 넘어서는 또 다른 인식이 있지만 그것까지 설명하면 이 책의 범위를 넘어서는 것 같습니다.)

감각을 처리하여 자신의 삶이 안전한지, 위험한지 판단하는 센터에 해당하는 뇌에 대해 간단하게 이해할 필요가 있습니다. (자세한 이야기는 이것만 해도 책 한 권을 따로 써야 할 정도라서 여기서는 간단하게만 알아보겠습니다. 가급적 쉽게 얘기해 보겠습니다.)

다양한 감각기관을 통해 들어오는 정보들은 뇌로 모이는데 그중에서 중요한 것은 더 가중치를 두어 꼭꼭 저장해 놓습니다. 반면 자신을 위협하지 않거나 큰 기쁨도 주지 않는 고만고만한 정보들은 저장하지 않습니다. 똑같은 정보라도 내 삶의 목표에 따라 가중치가 달라지기 때문에 정보를 받아들이는 것과 저장하는 것은 전혀 다른 이야기가 됩니다.

20대 청춘 남녀가 화창한 날씨에 공원에서 데이트를 하며 걸어갑니다. 그런데 납작하게 생긴 금빛 오픈카가 꽤나 큰 소리를 내며 지나갑니다. 남자는 오픈카의 날렵한 모양과 색깔, 스피드 등 자동차의 모든 속성을 생생하게 느끼고 그 정보가 뇌의 깊숙한 부위에 마치 조각칼로 목판을 파내듯 각인됩니다. 반면 여성에게는 자동차의 속성은 전혀 눈에 들어오지 않습니다. 오히려 선글라스를 낀 채 조수석에 앉은 여성이 가지고 있던 큼지막한 명품백이 눈에 박힙니다. 같은 자극에 노출되어도 각자의 삶의 기준에 따라 사람들은 감각 정보를 일부만 받아들이고 등록합니다. 그러니 같은 곳에서 같은 장면을 보았더라도 우리는 전혀 다른 세계를 경험하는 것입니다.

이렇듯 감각은 세상의 실상을 그대로 다 반영하지 않습니다. 내가 가진 기억과 생각, 그 사건이 일어날 당시의 감정 상태에 따라 일부만 받아들이거나 전혀 다르게 왜곡해서 받아들이기도 합니다. 이때 우리는 한 가지 의문점을 떠올릴 수 있습니다.

"외부 세계의 정보를 얼마만큼 왜곡하지 않고 그대로 받아들일 수 있는가?"

그러면 어떻게 세계의 실상을 있는 그대로 받아들일 수 있을까요?

정답은 우리의 내수용 감각이 정상적으로 작동해야만 한다는 것입니다. 외부 세계의 정보를 받아들일 때 내수용 감각에 이상이 있다면 왜곡이 심할 수밖에 없습니다.

심장, 폐, 위, 장, 방광 이런 장기가 어떤 신호를 보내는가에 따라서 우리의 모든 감정 상태는 요동칩니다. 물론 미세한 변동은 우리가 잘 알아차리지 못합니다. 그러나 조금만 일정 수준을 벗어나면 몹시 불안해집니다. 심할 때는 생각하는 뇌가 거의 작동을 하지 않을 정도로 강력합니다. 머릿속이 하얘지고 아무런 생각도 할 수 없게 됩니다.

잠자다가 느낌이 이상해서 깼습니다. 심장이 갑자기 빨리 뛰다가 느려지기를 불규칙적으로 반복합니다. 그러면 평소에는 심장 뛰는 것에는 전혀 신경 쓰지 않고 있었는데 온통 신경이 심장으로 쏠립니다. 다시 잠을 청하기가 어렵고 온갖 불길한 상상이 머릿속에서 날아다닙니다. 굉장히 불안하죠. 이 상태가 안정되기 전까지는 다른 생각을 하기 어렵습니다.

외국 여행을 갔다가 낯선 향을 풍기는 음식을 먹었습니다. 매큼한 끝맛 때문에, 현지 언어로 쓰여 브랜드 명을 읽을 수조차 없는 병에 담긴 물을 벌컥벌컥 마셨습니다. 몇 분 지나지 않아 아랫배에서 신호가 옵니다. 창자가 마치 마른 논에 물을 대는 양수기의 모터 돌아가듯 소리를 내며 빨리 움직입니다. 속이 뒤틀리고 머릿속이 하얗게 됩니다. 두리번거리며 화장실을 급하게 찾는데 화장실 표지판이 보이지 않습니다. 이제 당신의 뇌는 올스톱 상태입니다. 그 상태에서는 외부 세계를 있는 그대로 받아들이기란 불가능에 가깝습니다.

내수용 감각은 평소에 자율신경계와 연락을 주고받으면서 잘 조절되고 있기 때문에 우리가 의식적으로 신경을 쓸 일이 별로 없습니다. 말 그대로 신경 안 쓰고 살고 있습니다. 신경을 안 쓰니까 중요하지 않은 것인가 하면 전혀 그렇지 않습니다. 자율신경계가 내수용 감각의 정보 중 적절히 무시할 것은 무시하고 의미 있는 정보라면 나의 의식으로 정보를 보내기 전에 스스로 알아서 조절합니다.

이런 자체 조절 시스템은 인간이 살아가는 데 필수적인 기본이 되어 주고 있습니다. 인체는 내 의지대로 움직이는 데 쓰는 에너지의 거의 두 배에 해당하는 에너지를 자율신경에게 배정합니다. 즉 자율신경이 내수용 감각과 조화를 이루어 내부 장기들이 정상적인 기능을 하도록 하는 데 훨씬 많은 에너지를 쓰고 있습니다.

한 가정의 생활 목표는 가계부를 보면 쉽게 알 수 있습니다. 돈을 어디에 가장 많이 쓰는가 살펴보면 그 가정의 관심사가 무엇인지 알 수 있습니다. 자동차 할부금과 자동차 연료비, 유지비에 가장 큰 돈이 들어간다면 자동차를 가장 중요한 가치로 생각하는 가정이라고 할 수 있습니다. 교육비에 가장 많은 돈을 쏜다면 교육을 가장 중요한 가치로 여기는 가정입니다. 살고 있는 집에 대한 비용이 가장 큰 지출이라면 주거에 큰 관심을 두는 가정이라고 볼 수 있습니다. 마찬가지로 우리 몸은 자율신경과 내수용 감각을 안정시키는 데 가장 많은 에너지를 쏟고 있습니다. 이것만 봐도 내수용 감각이 얼마나 중요한 감각인지 알 수 있습니다.

그런데 이 내수용 감각에 이상이 생기면 굉장히 문제가 심각해집니다.

"속이 불편해!"

이렇게 말할 때 이 속이라는 것이 위장을 얘기하는 것인지, 심장을 얘기하는 것인지, 창자를 얘기하는 것인지, 아니면 이런 내부 장기 여러 개를 포함하는 표현인지 애매할 때가 있습니다. 어쩌면 해당하는 내부 장기의 문제가 아니라 그 신호를 받아들이는 뇌가 다른 정보를 처리하느라고 과부하 걸린 것인지도 모릅니다.

실제 저는 시험을 앞두고 있을 때는 아무것도 먹지 않습니다. 중요한 결정을 해야 할 순간이 다가오면 2~3일간 단식을 하기도 합니다. 그만큼 소화하는 데 필요한 에너지를 아끼기 위한 것도 있지만 혹여나 문제에 집중하다가 그 스트레스로 내수용 감각에 이상이 오면 시험을 망치거나 제대로 된 결정을 하기 어렵기 때문입니다.

우리가 흔히 속이 불편하다고 할 때는 소화가 안 된다는 뜻일 수 있습니다. 혹은 내부 장기에서 들어오는 다양한 내수용 감각의 정보를 처리하는 것이 어딘가 모르게 불편하다는 뜻입니다.

이처럼 내수용 감각이 안정되지 않을 때 자율신경마저 정상적으로 작동을 하지 않는다면 평상심을 유지하기가 어렵습니다. 맨발 걷기를 하면 내수용 감각과 자율신경의 안정을 함께 되찾게 됩니다. 그 결과 속이 편안하게 느껴지는 것입니다.

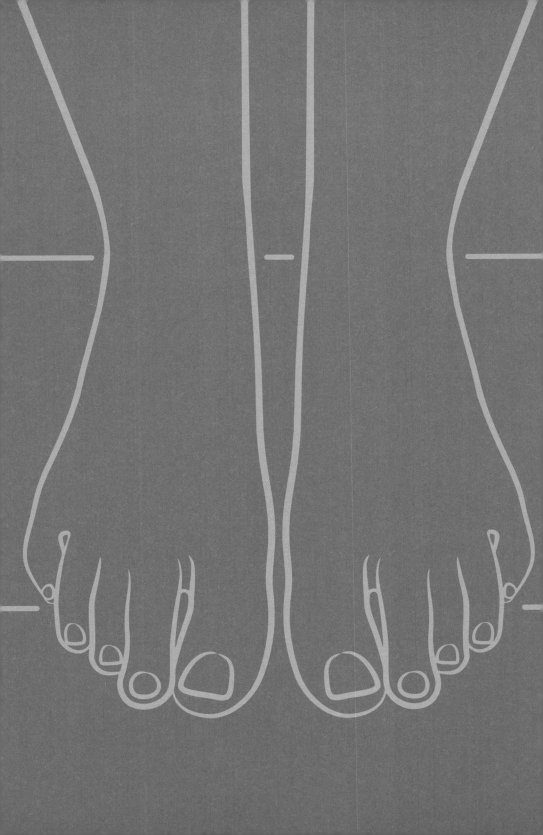

맨발걷기,
무엇이든 물어보세요(Q&A)

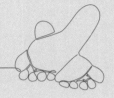

맨발걷기를 하면서 통증과 관련된 다양한 질문을 받았습니다. 우선은 지면을 빌려 먼저 양해를 구하고자 합니다. 제가 일일이 답을 다 달지는 못하고 있습니다. 틈날 때 답을 달기도 하지만 역부족입니다. 가급적 다양한 질문을 묶어서 영상으로 대답을 해 드리려고 합니다. 그리고 이미 여러 번 말씀해 드린 내용인데 영상으로나 댓글을 계속 남기기는 어렵습니다. 저의 유튜브 채널의 재생목록에서 맨발걷기와 관련된 내용들만 따로 묶어 두었으니 참고하시기 바랍니다.

맨발걷기 유튜브 바로가기

인터넷으로 알려진 대부분의 내용은 개인의 경험에 관한 것입니다. 개인의 경험은 참고 사항은 될 수 있지만 완전한 의학적 기준이 될 수 없음을 이해하시고 자신의 상황을 감안하여 적절하게 조정하여 적용하는 것이 좋습니다. 이어지는 내용 중 일부는 논문을 참고한 것이며 나머지는 제가 진료실에서 환자를 볼 때의 경험을 그대로 살린 의학적 조언입니다. 그러나 제가 직접 환자를 진찰하지 않은 상태에서 드리는 정보이므로 한계가 있습니다. 저의 조언을 환자분들이 과도하게 절대적 지식으로 믿으시면 오히려 잘못된 길로 갈 우려가 있습니다. 그러니 증상이 나빠질 때는 가까운 전문 병원을 찾아서 진찰을 받고 조언을 구하시기를 바랍니다.

이 장에서 말씀드리는 내용은 대체로 맨발걷기에 관한 긍정적인 내용보다는 부작용이나 불편했던 경험에 대한 내용, 의심스럽거나 조심스러운 내용들이 많습니다. 지금까지 말씀드린 내용을 충분히 숙지하셨다면 지금부터 얘기하는 것들이 일부 사람들이 겪는 불편함과 조심스러운 내용이며 큰 원칙을 따른다면 충분히 해소할 수 있는 것임을 눈치채실 것입니다. 각각의 항목에 대한 긍정적인 답변이 거의 10배는 더 많지만 그 내용들은 일일이 싣기에는 지면이 모자랍니다. 또 이미 앞 장에서 정리해 드렸으니 이 장의 내용만 보고 맨발걷기에 대해 너무 겁먹지 마시기를 미리 당부드립니다.

맨발걷기에 대한
오해와 이상 반응

맨발걷기에도 부작용이 있는가에 대해서는 논란이 좀 있습니다.

맨발걷기는 자연스러운 행동이므로 이 과정에서 나타나는 불편한 증상들은 부작용이 아니라 몸이 회복되는 과정에서 나타나는 일시적인 반응, 즉 명현반응이라고 해야 한다는 분들도 있습니다. 그런데 명현반응이라는 게 사실은 한의학계에서도 별로 쓰이지 않는 단어입니다. 실제 의학적으로 쓰는 단어가 아닌데 중국 고서에 나오는 내용을 차용해서 쓰는 것이므로 이 책에서도 명현반응이라는 용어는 쓰지 않으려고 합니다.

일반적인 통념으로는 치료를 했을 때 원하는 결과가 나타나기 전에 예상치 못한 불편한 증상이 나타날 때 명현반응이라고 많이들 씁니다. 그래서 명현반응은 일종의 호전 반응이라고 보는 경향이 있습니다. 그러나 모든 불편한 증상이 좋아지는 과정이라고 보기에는 무리가 있으므로 저는 이 책에서는 이상 반응이라고 부르겠습니다.

Q 맨발걷기를 한 지 5일째인데 종아리가 아픕니다.

Q 맨발로 1시간 걸었는데 발이 아프고 열나는 것 같습니다.

Q 맨발걷기 시작한 지 며칠 되지 않았는데 뒤꿈치 통증이 있어요.

이런 분들이 있었습니다. 충분히 그럴 수 있습니다.

제가 만난 맨발걷기 마니아 중에는 이런 이상 반응을 극단적으로 참아 가면서 하는 분이 있었습니다. "족저근막염이 있어서 발바닥이 아픈데도 석 달간 참고 했더니 다 해결되더라."라고 하는 분도 있었습니다. 제가 보기에 그분은 굉장히 의지가 강하신 것 같습니다. 일반적으로 이렇게 하라고 권할 수는 없을 것입니다.

대체로 맨발걷기 후에 나타나는 이상 반응은 단계를 좀 낮추면 해결되는 경우가 많습니다.

이때 단계는 걷는 시간과 걷는 바닥의 종류를 말하는 겁니다. 걷는 시간을 줄이시거나 좀 더 부드러운 바닥을 선택하신다면 이상 반응이 대체로 해소됩니다.

만일 1시간 걸어서 불편했다면 아예 한 10분이나 15분 정도로 걷는 시간을 줄이는 것이 좋습니다. 그리고 조금 더 부드러운 바닥으로 바꾸면 발에서 생기는 통증과 열감 등이 대체로 좋아집니다. 이렇게 시간을 줄이고 부드러운 바닥에서 서서히 적응해 나가시는 것이 좋습니다.

맨발걷기 후에 피곤하다거나 발이 아프다는 것이 가장 흔한 이상 반응입니다. 지금껏 발이 신발 속에 갇혀서 완전히 맨땅하고 만난 적이 없이 살다 만났으니 당연히 처음에는 적응 과정이 필요합니다. 대부분은 일주일 내에 좋아지고 길어도 적응 과정이 한 달 넘는 분들은 많지 않습니다. 물론 처음부터 잘 적응하시는 분들이 훨씬 많습니다.

정리하자면 시간을 줄이든지 아니면 조금 더 부드러운 바닥에서 맨발걷기를 하신다면 이런 이상 반응은 대부분 극복할 수 있으리라고 예상합니다.

맨발걷기 하고 난 다음 피곤한 상태인데 이어서 계속 일을 하시는 것은 별로 추천하지 않습니다.

맨발로 걷고 좀 피곤하면 잠깐이라도 한숨 주무시거나 좀 쉬시는 편이 훨씬 더 회복에 좋습니다. 그다음 맨발걷기 할 때 훨씬 부담도 적고 할 때마다 기분이 더 좋아져서 꾸준히 할 수 있게 됩니다.

면역력이 약한 분들도 단계를 좀 낮춰서 시작하시기를 추천합니다. 당뇨가 심해서 혈당 조절 안 되는 분이나 인슐린 주사를 많이 맞아야 되는 분들, 감염성 질환에 자주 걸리는 분들은 부드러운 바닥에서 5분 정도 맨발로 서는 것부터 하시기를 추천합니다. 이런 분들은 반드시 파상풍 주사를 먼저 맞고 맨발걷기 하시기를 바랍니다.

맨발걷기 후에 발이 많이 불편하신 분들은 양말이나 덧버선의 바닥을 가위로 오려서 동그랗게 구멍을 내어 쓰시면 발도 보호하고 접지도 챙길 수 있습니다.

Q 당뇨 환자는 맨발걷기를 하면 안 된다고?

어떤 의사 선생님들은 "당뇨가 있으면 맨발걷기를 하면 안 된다."

라고 단정적으로 말하는 분도 있는데 제가 보기에 그건 좀 과한 얘기입니다. 의사가 당뇨에 대해서 가지고 있는 첫인상이 있습니다. 인턴 시절에 내분비내과와 정형외과에서 심한 당뇨로 인해 발에 상처가 생겼는데도 잘 알아채지 못하고 점점 상처가 깊어져 결국 발가락이나 발의 일부를 잘라 낸 분들을 드물지 않게 보았습니다. 그 때문에 그런 걱정을 하는 것이 아닐까 생각합니다. 당뇨 환자의 발에 상처가 나서 잘 낫지 않는 것을 '당뇨발'이라고 부릅니다. 많은 의사가 당뇨에 발이라는 단어가 따라오면 자동적으로 끔찍한 모습의 당뇨발을 떠올리게 됩니다. 당뇨가 있는 분에 대한 의사 선생님의 우려를 충분히 이해는 하지만 좀 더 자세히 살펴볼 필요가 있습니다.

확률적으로 본다면 맨발걷기는 고지혈증 약이나 진통제보다도 오히려 부작용이 훨씬 적거나 가볍습니다. 부작용이 걱정된다고 약을 아예 먹지 말라고 하지 않는 것처럼 혹시 부작용이 걱정된다면 부작용을 알려 주고 잘 대처하는 방법을 알려 주는 것이 더 바람직합니다. 왜냐하면 맨발걷기를 꾸준히 하면서 얻을 수 있는 효과가 무척 다양하고 크기 때문입니다.

물론, 당뇨가 있는 분은 조심은 해야 됩니다. 한번 상처가 나면 정말 당뇨발처럼 그렇게 상처가 심해질 수도 있으니까요. 그런 분은 맨발걷기를 할 때 바닥을 더 잘 살피고 더욱 조심하는 것이 필요합니다. 위험할 정도로 당뇨가 잘 조절되지 않는 분이라면 꼭 파상풍 예방접종하시기를 권합니다. 접지 신발이나 접지 양말을 사용하는 것도 좋은 대안입니다. 맨발로 걷는 것과 완전히 똑같지는 않지만 그래도 접지 효과를 충분히 누릴 수 있습니다.

그리고 당뇨가 잘 조절되시는 분이라면 맨발로 걷고 난 다음에 발을 씻으면서 자기 발을 꼼꼼하게 체크하는 정도만 하더라도 큰 무리 없이 맨발산책을 즐기실 수가 있습니다.

당뇨가 조절이 안 된다든지 면역이 떨어지시는 분도 맨발로 걷는 이 축복을 누릴 수 있도록 대안을 마련할 수 있으면 좋겠습니다. 맨발걷기를 통해 발을 튼튼하게 하고 균형 감각을 기르고 혈액의 흐름을 원활하게 하는 등 다양한 효과를 통해 전신적인 건강을 회복하는 분들이 많습니다.

저도 의사 생활한 지 20년이 가까워지니까 갈수록 크게 다가오는 것이 있습니다. 바로 스트레스입니다. 의사 생활 초기에는 스트레스가 만병의 근원이라는 일반인의 인식이 그냥 막연하게 느껴졌습니다. 그 당시는 의학 교과서나 논문에서도 스트레스가 질병의 직접적인 원인이라고 지목하는 경우가 별로 없었습니다. 그런데 최근 뇌과학과 심리학이 발달하면서 스트레스가 질병의 직접적인 원인으로 끼지 않는 곳이 별로 없을 정도로 현대인의 질병에는 스트레스가 바닥에 깔려 있습니다. 반드시 논문에서 찾아보지 않더라도 4만 명 정도의 환자를 직접 치료하고 보니 스트레스가 우리 몸에 끼치는 부정적인 영향이 너무 많다는 것을 피부로 느낍니다. 맨발걷기를 통해 스트레스를 해소하고 내가 자연의 일부임을 피부로 느끼는 분들은 확실히 자신의 병에 대해서도 좀 더 긍정적으로 받아들이는 경향이 있습니다. 실제 제 환자분들 중에는 맨발걷기를 하면서 몸도 좋아졌지만 삶이 평화로워졌다는 분들이 많습니다.

"당뇨가 있으니까 나는 맨발로 걸으면 안 돼."

이렇게 생각하신다면 잠시 왔다가 가는 이 지구별 여행을 하는 동안 큰 축복을 하나 포기하는 것과 마찬가지입니다.

맨발걷기와
감염, 오염, 파상풍 주사

맨발걷기를 처음 시작하는 분이 많이 걱정하는 부분이 바로 감염
과 파상풍 주사에 관한 것입니다.

Q **중금속이나 흙의 오염을 걱정하지 않아도 될까요?**

주변에 오염 시설이 있다면 걱정이 되실 수도 있겠습니다. 그러나 일
반적으로는 그렇게 걱정할 만큼 우리 주변의 토양오염이 심각하지
않습니다. 그래도 걱정이 되신다면 다른 분이 이미 맨발걷기를 많이
하고 있는 곳을 찾으시면 어떨까요? 운전을 할 때 주변 차량의 흐름
을 잘 따르기만 해도 크게 사고 날 일이 없듯이 이런 문제라면 많은

분이 이미 하고 있는 곳은 좀 안전하지 않을까 싶습니다.

Q 기생충이 있으면 감염될 수 있을 텐데 걱정하지 않아도 될까요?

기생충도 피부에 상처가 있거나 물과 함께 마신다거나 하지 않는
다면 너무 걱정하지 않으셔도 됩니다. 그렇게 치면 우리 주변의 환
경은 온통 세균과 바이러스투성이입니다. 사람 몸속에도 사람의
세포의 몇 배에 해당하는 세균들이 이미 들어와 살고 있습니다.
그 모든 세균들이 우리 몸을 도와주는 착한 세균은 아닙니다. 그
런데도 일반적인 경우 우리는 세균들과도 잘 살아가고 있습니다.
자신의 몸과 면역을 신뢰하시기 바랍니다. 사람 몸은 사연을 주신
분의 생각만큼 그렇게 연약하지 않습니다.

Q 잔디밭은 쯔쯔가무시와 같은 가을철 감염병이 걱정됩니다.

쯔쯔가무시병과 같은 감염병은 만만한 질환이 아닙니다. 진드기의
유충에는 쯔쯔가무시라는 세균이 있는데 이 진드기 유충이 사람
을 물 때 감염되면서 보통 10일 전후의 잠복기를 지난 후 증상이
나타납니다. 발열, 발한, 두통, 눈 충혈, 림프절이 붓는 등의 전신적
인 증상과 진드기 유충이 피부에 붙어서 피를 빨아 먹은 부위에

딱지가 동반된 궤양(이 딱지를 가피라고 부릅니다)이 나타나는 것이 특징이며 구역, 구토, 설사가 동반되기도 합니다. 증상과 함께 가피가 있다면 쯔쯔가무시병일 가능성이 무척 높습니다. 초기에 적절한 항생제를 쓰면 며칠 내에 빠르게 증상이 회복되지만 치료하지 않고 2주 동안 발열이 지속될 경우 뇌수막염이나 난청, 이명 등 심각한 합병증이 생기기도 합니다.

쯔쯔가무시보다 더 무서운 것이 중증열성혈소판감소증후군(SFTS)입니다. 이 병은 사망률이 약 6%에 이르며 이 병을 일으키는 바이러스에 감염된 작은소참진드기에 물렸을 때 발생합니다. 이 진드기가 바이러스에 감염되었을 확률은 0.5%이므로 이 진드기에 물렸다고 해도 이 무서운 병에 걸릴 확률은 0.5%보다 낮습니다. 왜냐하면 바이러스의 양이 적거나 면역이 좋은 사람은 특별한 증상을 나타내지 않기도 하기 때문입니다. 만일 질병으로 진행하면 주로 2주 이내에 증상이 발생하며 38도 이상의 고열과 식욕 부진, 메스껍고 토하거나 설사와 같은 소화 장애가 특징적으로 나타납니다. 근육통과 림프절이 붓고 혈소판이 심각하게 줄어들면서 출혈이 잘 생기는 것도 특징입니다. 혈소판과 백혈구가 감소하고 단백뇨와 혈뇨가 나오기도 합니다. 결국 여러 장기가 한꺼번에 기능을 잃고 사망하게 되는 심각한 감염병입니다. 2023년 7월 24일 경북대병원에서 응급환자에게 심폐소생술을 하던 의료진 여러 명이 이 병에 걸렸는데 혈액이나 타액에 의한 추가적인 감염으로 추정됩니다.

쯔쯔가무시병이나 SFTS와 같은 진드기에 의한 감염은 아직까지 백신이 없으므로 예방이 최선입니다. 유행 지역이나 가을철과 같은 유행 시기에 야외 활동을 한다면 진드기 유충의 접근을 차단하는 차단제를 바르거나 긴 옷을 입어 피부를 가리는 것이 좋습니다. 특히 풀밭에서 한 자리에 오래 머무르지 않도록 하시고 풀밭에 앉을 때는 돗자리를 펴고 앉으시기 바랍니다. 풀밭에서 앉아서 용변을 보는 행위도 피해야 합니다. 야외활동 후, 입었던 옷들은 반드시 세탁하고 샤워나 목욕을 하면서 진드기에 물린 자국이 없는지 확인하는 것이 좋습니다. 이런 위험한 감염병이 걱정되신다면 가을철에는 잔디밭을 피하시는 것이 좋습니다. 그러나 개인적으로는 가을에도 공원 잔디밭을 맨발로 자주 걷습니다. 한 자리에 오래 머물지 않고 계속 걷는 것은 상대적으로 감염 위험이 낮다고 보기 때문입니다. 물론 걱정되시는 분은 굳이 잔디밭을 이용하시지 말고 흙길을 걸으시면 되겠습니다.

제 얘기를 들어 보시고 그래도 걱정이 되신다면 맨발걷기를 굳이 안 하셔도 됩니다. 불안하고 조마조마한 마음으로 맨발걷기를 하는 것은 추천하지 않습니다. 처음 시작하는 분에게 이런 저런 염려가 있는 것은 이해합니다. 그러나 이렇게 많은 분이 하고 있고 그 효과에 대해 긍정적으로 얘기하는데 단 몇 분 만이라도 호기심을 가지고 해 보시면 어떨까 합니다. 그렇게 해 보고도 정말 불안하시다면 어쩔 수 없습니다. 다만 머릿속에 생각으로만 맴돌다가 그냥 흘려보내기엔 너무도 아까운 아이템입니다. 지구별 여행을 재미있게 할 수 있는 이 귀한 아이템을 놓치시는 것 같아 안타까운 마음이 듭니다.

혹여 오염이나 감염이 많이 걱정되시면 접지 신발이나 접지 양말을 신으시면 이런 불안을 좀 더 덜어낼 수 있지 않을까 생각합니다.

Q **당뇨가 약하게 있는데 혹시 파상풍 주사를 맞아야 될까요?**

Q **파상풍 주사 3차까지 맞아야 되나요?**

면역이 떨어지는 분들은 맨발걷기 전에 꼭 파상풍 주사를 맞으시기를 권합니다.

- 당뇨가 잘 조절되지 않는 분
- 면역력이 떨어진 분(철마다 감기나 감염성 질환에 잘 걸리는 분)
- 암환자(치료 중인 분 포함)
- 기타 면역계 질환자(다양한 자가면역질환 포함)

파상풍과 파상풍 주사에 대해 간략히 알아보겠습니다.

파상풍을 일으키는 세균은 대체로 흙에서 발견되는데 간혹 동물의 대변에서 발견되기도 합니다. 파상풍균은 정상적인 피부를 뚫고 들어오지는 못합니다. 그러나 피부에 상처가 있으면 파상풍균이 몸속으로 들어올 수 있습니다. 일반적으로는 녹슨 못에 찔리거나 곤충에 쏘일 때, 동물에게 물릴 때, 문신을 통해 감염될 수 있습니다. 파상풍균은 신경독소를 만들어 내기 때문에 근육의 경련성 마비와 통증, 근육수축을 일으킵니다. 파상풍균에 감염되면 평균 14일 이내의 잠복기를 거치는데 짧게는 하루, 길게는 한 달이 지나서 증상이 나타나기도 합니다. 잠복기가 짧을수록 중증도가 심합니다. 상처 주위에 근육의 경직이 나타나고 두통과 미열, 오한, 전신적인 통증이 나타납니다. 점차 진행되면 목과 턱 근육이 수축하고 심하면 입을 열지 못하며 음식을 삼키지도 못하는 마비증상이 나타납니다. 그 후 전신적인 경련이 나타나서 몸이 활처럼 뒤로 휘기도 합니다. 파상풍은 한번 감염이 된 후에도 완전한 면역이 생기지 않으므로 감염 시에 치료를 잘했더라도 10년마다 한 번씩 추가 접종을 하는 것이 원칙입니다.

파상풍 주사는 영유아기에 6차례 반복해서 맞습니다. 디프테리아와 백일해까지 한꺼번에 예방접종을 하기 때문에 백신의 이름이 DTaP(디프테리아, 파상풍, 백일해)라고 합니다. 생후 2개월부터 2개월 간격으로 3회 접종하고 생후 15~18개월에 한 번, 만 4~6세에 한 번, 만 11~12세에 한 번, 총 3번의 추가적인 접종을 하면 됩니다.

파상풍 주사, 딱! 정해 주마!

- 18세 이상 성인은 10년에 한 번씩!

- 1958년 이전 출생자, DTaP 접종을 하지 않았거나 기록이 불분명한 자는
  3회 접종!

(최초 접종→최초 접종일로부터 1~2개월 뒤 2회 차 접종→6~12개월 뒤 3회 차 접종)

그 후 18세 이상 성인은 10년에 한 차례 파상풍 주사를 추가적으로 접종하도록 권고하고 있습니다.

성인은 일반적으로는 10년에 한 번씩만 맞으면 됩니다. 다만, 1958년 이전 출생하신 분이나 어려서 DTaP 접종을 하지 않은 분, 기록이 불분명한 경우라면 3회 접종을 원칙으로 합니다. Tdap(파상풍은 정상 농도이며 디프테리아와 백일해는 주사 농도를 낮추어 부작용을 줄인 주사) 또는 Td(파상풍과 디프테리아) 주사를 맞으시면 됩니다. 처음 맞은 날로부터 1~2개월 후에 한 번, 6~12개월 후에 세 번째 주사를 맞으면 됩니다. 그 후에는 똑같이 10년에 한 번씩 추가 접종을 하시면 됩니다.

임신부는 매번 임신마다 27~36주에 Tdap를 접종하는 것이 원칙입니다.

상처가 있으면 건강보험이 적용되어 가격도 큰 부담이 없습니다. 본인 부담으로 예방접종을 하더라도 대체로 3만~5만 원 내외로 맞으실 수 있습니다. 보건소에 가시면 가격이 좀 더 저렴합니다.

그러니까 너무 걱정하지 마시고 18세 이상 성인은 주사를 맞는 것이 좋습니다. 원래 10년에 한 번씩 추가 접종을 하는 것이니까 복잡하게 생각 마시고 특별한 경우가 아니라면 모두 접종한 후 맨발 걷기를 하시면 좋겠습니다.

맨발걷기와
활성산소 이야기

수천 개가 넘는 댓글 질문들 중에서 제가 뽑은 가장 훌륭한 질문은 다음과 같습니다.

Q **맨발걷기로 자유전자가 들어와서 활성산소를 없애 버린다면 활성산소가 세균을 억제하거나 노화된 세포를 제거하는 좋은 기능까지도 억제되는 거 아닌가요?**

상당히 좋은 질문을 하셨습니다. 이 질문은 중요한 것이라 자세하게 알아보는 것이 좋겠습니다.

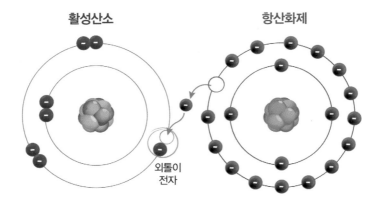

활성산소   항산화제

외톨이
전자

지금부터 말씀드릴 활성산소 이야기는 제가 자료를 찾은 것도 있
고 이화여대 생명과학과 배윤수 교수님 자료를 참조하기도 했습
니다.

활성산소는 암을 포함해서 피부의 노화 및 인간의 노화 전반, 뇌
졸중과 심근경색 등의 심혈관 질환, 당뇨, 위염, 동맥 경화, 파킨슨
이나 치매 같은 신경계 질환까지 일으킵니다. 어쩌면 거의 만병의
근원이라 할 만큼 다양한 질병의 뿌리인 활성산소에 대해 알아봅
시다.

원래 원자는 가운데 핵이 있고 그 주변으로 전자들이 돌고 있는데
그 전자들이 쌍을 이루고 있어야 안정해집니다. 그런데 쌍을 이루
지 못하는 외톨이 전자가 있습니다. 그러면 뭔가 허전해서 어떻게

든 짝을 찾아보려고 애를 쓰는 청춘들처럼 이 외톨이 전자가 짝을 찾아보려고 막 설쳐 댑니다. 그렇기 때문에 활성산소는 기본적으로 굉장히 불안정합니다. 사춘기에 호르몬은 막 올라오는데 아직도 짝이 없는, 그런 청춘을 생각하시면 됩니다.

그런 친구들은 활동성은 강하지만 불안정합니다. 불안정한 활성산소가 세포를 공격하고 그 세포가 DNA의 변형까지 일으키면 암이 됩니다. 쉽게 말해 정상적인 사과가 산화된다는 말은 썩어 간다는 말과 같습니다. 활성산소도 세포를 그런 방식으로 산화손상을 일으켜 망가뜨린다고 보시면 됩니다. 이런 외톨이 전자를 안정시켜 주는 것이 자유전자가 풍부한 항산화제의 역할이죠.

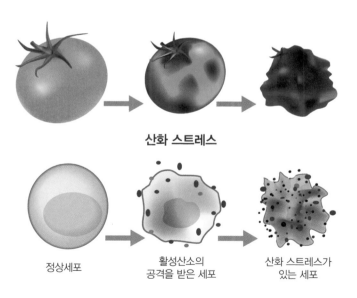

산화 스트레스

정상세포   활성산소의   산화 스트레스가
                공격을 받은 세포   있는 세포

그런데 활성산소가 무조건 나쁘기만 한 걸까요?

활성산소는 동물세포가 미토콘드리아를 세포 안으로 끌어들인 수십억 년 전, 내기로 작정한 세금과 같은 것입니다. 음식을 먹으면 배설물을 만들어 내는 것만큼이나 불편하지만 당연한 것이죠. 인류가 산소를 가지고 에너지를 만들어 내는 과정에서 어쩔 수 없이 나오는 부산물이기 때문입니다. 한편 활성산소는 너무 과도하지만 않다면 호르몬을 조절하고 노화된 세포를 자연스럽게 청소를 해주며 새로 생긴 세포들이 정상적으로 잘 자라날 수 있도록 돕는 역할도 합니다.

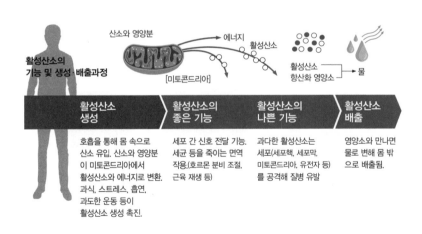

그런데 활성산소가 너무 많이 쌓이면 정상세포를 공격하는 일이 생기고 이는 결국 여러 질병의 원인이 됩니다.

산소가 없어도 잘 살아가는 생물도 있지만 포유동물, 특히 영장류는 산소가 없으면 에너지 효율이 뚝 떨어집니다. 산소가 없으면 에너지가 7개밖에 안 나오지만 산소가 있으면 포도당을 가지고 에너지를 32개나 만들 수 있죠. 산소가 없을 때에 비해 거의 4~5배 정도 효율이 높아집니다. 즉 산소는 매우 효율이 높은 에너지원입니다. 물론 이 과정에서 활성산소가 나오기도 하지만요.

동물세포 안에는 핵이 있고 미토콘드리아가 있는데 대부분 생물 교과서나 의학 교과서에는 그림을 이렇게 그려 놨습니다.

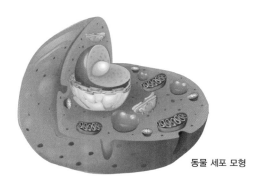

동물 세포 모형

그런데 실제와는 차이가 많습니다. 세포 안의 핵이 이렇게 크게 자리를 차지하는 것은 맞습니다. 그리고 미토콘드리아가 서너 개 있는 것처럼 보이는데 실제로는 미토콘드리아가 엄청 많습니다. 최소한 100개 이상 있습니다. 활동을 많이 하는 간세포 안에는 미토콘드리아가 3천 개 정도까지도 있습니다.

실제로 미토콘드리아는 우리 몸의 세포하고는 구조 자체가 완전히 다릅니다. 원래는 따로따로 살던 세포와 미토콘드리아가 만나서 합병한 겁니다. 사람의 모든 DNA는 핵 안에 들어 있습니다. 한데 미토콘드리아도 자신의 DNA가 따로 있습니다. 서로서로 완전히 다른 개체입니다. 미토콘드리아는 배터리 같은 겁니다. 외장 배터리가 내장 배터리로 바뀐 것이 미토콘드리아입니다. 미토콘드리아는 산소를 재료로 에너지를 만드는 배터리입니다. 다른 일은 하지 않습니다. 미토콘드리아라는 내장 배터리를 사용하게 되면서 세포는 무척 효율적인 생명체가 된 것입니다.

건조 중량으로 따지면 미토콘드리아가 이 세포핵보다 더 많습니다. 절반을 좀 넘게 차지한다고 해요. 그러니까 중량을 기준으로 따지면 원래 몸 세포보다 미토콘드리아가 더 주인공처럼 보입니다. 사실 사람은 거대한 에너지 공장이라고 봐도 과언이 아닙니다. 휴대폰을 샀더니 휴대폰보다 배터리가 더 큰 상황인 것입니다.

이렇게 미토콘드리아가 에너지인 ATP를 만들어 주지 않는다면 사람은 지금과 같은 효율적인 생활을 할 수가 없습니다. 훨씬 더 이상한 모습으로 문명과는 거리가 먼 생명체로 살아가고 있을지도 모릅니다.

이렇게 고효율의 에너지를 만드는 과정에서 전체 산소 소비량의 약 2% 정도가 활성산소가 됩니다. 이 정도의 정상적인 활성산소는 괜찮습니다. 우리 몸의 자체적인 항산화 네트워크가 알아서 처리합니다.

문제는 현대인들에게는 활성산소가 주변에 엄청나게 많이 널려 있다는 것입니다. 술, 담배, 자외선, 대기 오염, 해양 오염, 스트레스, 비만과 각종 첨가물이 든 맛있는 음식들, 이런 것들이 전부 다 활성산소를 만들고 있습니다. 넘쳐나는 활성산소의 바다에서 헤엄치는 것이 현대인입니다.

항산화제가 다 제거할 수 없을 만큼 활성산소가 압도적으로 많습니다. 항산화 능력도 그만큼 좋으면 괜찮은데 항산화 능력을 훨씬 초과하는 활성산소가 우리 몸에 들어오고 계속 축적되는 상태입니다. 그러다 보니 세포의 단백질이나 핵산과 같은 것들이 산화됩니다. 그래서 세포가 노화하고 암이나 대사 질환, 치매 이런 것도 생기며 결국은 물을 주지 않은 식물처럼 시들어 죽게 되는 겁니다.

그러나 이런 활성산소를 제거하는 시스템이 우리 몸 안에도 있습니다.

카탈라아제라든지 SOD(SuperOxide Dismutase) 같은 효소들도 있고 외부에서 섭취하는 항산화제도 있습니다. 비타민C, 비타민E, 그리고 아연, 셀레늄과 미네랄은 굉장히 큰 역할을 차지합니다. 베타카로틴은 당근과 같은 황색, 주황색 음식들에 많은데 그런 베타카로틴이 우리 몸 안에 들어와서 비타민A로 바뀌고 그것이 항산화제 역할을 합니다. 이런 항산화 식품을 많이 먹는 것도 활성산소를 제거하는 데 도움이 됩니다. 그런데 비타민A는 독성이 있기 때문에 과하게 섭취하면 안 됩니다. 주사로 많이 쓰이는 글루타치온도 강력한 항산화제 중 하나입니다.

그러니까 활성산소는 너무 적으면 생명 현상이 떨어지고, 너무 많아도 질병에 걸리기 쉽고 생명체가 죽게 되죠. 적당하게 균형을 이루어야 하는데 현대인은 활성산소가 너무 많은 환경에서 살고 있습니다.

결국 활성산소가 우리한테 병을 가져다주는 나쁜 녀석이라고만 생각할 게 아니라 조절만 된다면 좋은 역할도 한다는 것을 아셔야 합니다. 나쁜 활성산소는 지속적으로 생성되고 단백질이나 핵산 등을 산화시켜서 다양한 질병과 암을 일으키기도 합니다. 반면, 좋은 활성산소는 외부의 침입자들을 막고 호르몬을 만들며 세포가 더 잘 자라도록 도와주기도 합니다.

우리 몸 안에서 활성산소의 영향을 가장 많이 받는 곳이 어디일까요?

몸이 외부 환경과 맞닿는 곳입니다.

피부를 포함하여 호흡기, 식도와 같은 곳이 활성산소의 영향을 많이 받습니다. 그중 가장 많은 영향을 받는 곳이 장입니다. 장 속에 살고 있는 세균들의 숫자가 우리 몸의 세포 숫자보다 몇 배 더 많습니다. 적게는 3배, 많게는 10배라고까지 합니다. 이런 세균들하고 계속 붙어 있기 때문에 장점막 면역이 우리 몸에서 엄청 중요합니다. 바로 장점막이 활성산소의 영향을 많이 받습니다.

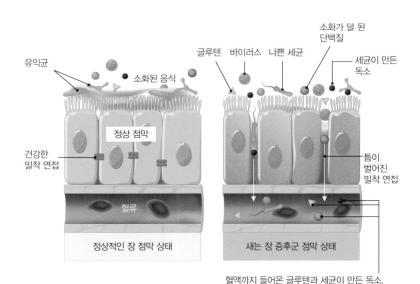

그래서 장점막은 언제나 세균과 세균들이 만들어 낸 독소, 완전히 소화되지 않은 음식물 찌꺼기와 같은 것들이 섞여 있는 곳입니다. 이런 복잡한 장내 환경에서 장점막이 건강하지 못하거나 장내 세균을 잘 관리하지 못하면 몸 전체가 영향을 받습니다.

대표적인 것이 새는 장 증후군(Leaky Gut Syndrome)입니다. 장점막이 튼튼하지 못하면 세균의 독소나 소화되지 못한 음식물 찌꺼기들이 장점막을 통과하여 혈관으로 타고 들어오면서 전신에 염증과 다양한 면역 이상을 일으킵니다.

서울대학교 이원재 교수팀은 2005년도 사이언스지에 장내 미생물이 활성산소를 제거하지 못할 때 어떤 영향을 주는지 실험한 결과를 실었습니다. 이 실험은 파리의 장내 미생물에 형광물질을 입혀서 상태를 관찰한 것입니다. 활성산소를 제거하는 유전자에 이상이 생긴 파리의 대장 속에는 세균이 정상 파리의 대장에서 나온 균의 숫자에 비해 배나 많아집니다.

실제 실험 결과 활성산소 제거 유전자에 이상이 있는 파리들은 정상에 비해 배나 활성산소가 많이 축적됩니다. 정상 파리는 5일 후에도 80% 이상이 생존하는 반면 활성산소를 제거하지 못하는 파리들은 3일째 60% 이상이 죽고, 5일 만에 모두 죽는다는 것이 확인되었습니다. (논문 출처 : Ha EM, Oh CT, Bae YS, Lee WJ*. A direct role for dual oxidase in Drosophila gut immunity. Science. (2005) 310:p847-850)

그러므로 활성산소에 대해서 두 가지 관점을 균형 있게 가져야 합니다.

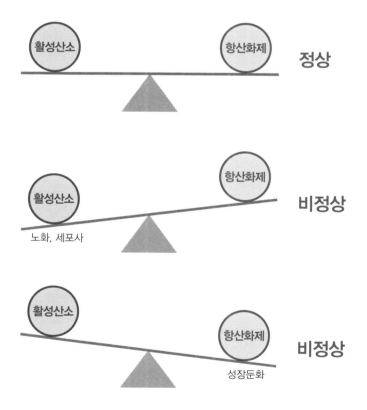

정상적인 활성산소의 기능이 항산화제와 균형을 이룰 때 더 건강하고 오래 살 수 있습니다. 항산화제가 부족하고 활성산소가 너무 많아도 안 되고 항산화제만 너무 많고 활성산소가 너무 적어도 안 됩니다.

다음은 여키스 도슨 그래프입니다. 가로축은 스트레스의 양을 나타내고 세로축은 성과를 나타냅니다. 스트레스가 너무 적어도 성과가 별로 없고 너무 많아도 효과가 없다는 법칙을 보여 주고 있습니다. 스트레스의 수준이 적당할 때 가장 성과도 높고 만족도가 높다는 것을 나타냅니다. 이때 가로축의 스트레스는 운동도 포함됩니다. 세로축은 수명이나 건강이라고 해도 좋습니다.

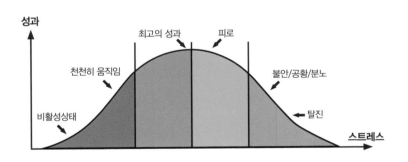

이 법칙은 활성산소에도 그대로 적용됩니다. 활성산소도 일종의

스트레스로 작용합니다. 너무 적어도 안 되고 너무 많아도 안 됩니다.

우리가 행복하고 건강하게 살려면 적당한 정도의 활성산소가 필요하다는 것을 이해하시면 됩니다.

다만, 현대인에게는 대체로 스트레스가 너무 과한 형편입니다. 일반적으로 스트레스는 너무 많고 운동은 너무 안 하는 것이 현대인의 문제이므로 스트레스는 줄이고 운동을 늘려야겠습니다. 몸 안에 들어오는 활성산소의 양은 줄이고 항산화 능력은 키우면서 균형을 유지한다면 더 건강하고 활기찬 삶을 살 수 있습니다.

활성산소에 대한 질문의 답변을 요약해 드리자면 다음과 같습니다.

"현대인에게는 활성산소가 대체로 너무 과합니다. 우리가 땅바닥과 맨발로 만난다면 자유전자들이 들어와서 과도해진 활성산소를 줄여 줍니다. 정상적으로 있는 활성산소까지 다 제거하는 그런 일은 발생하지 않으니까 너무 걱정 안 하셔도 됩니다."

맨발걷기,
어디가 좋을까요?

맨발걷기에서 장소에 관하여 가장 궁금한 점은 접지가 잘되는지 여부입니다. 여러 의문점에 대해 확실하게 대답을 해 드리겠습니다.

첫 번째 사실은 지구와 내 몸 사이에 전기의 흐름을 방해하는 물체(부도체)가 놓여 있으면 접지가 안 된다는 것입니다. 예를 들면 아스팔트나 우레탄 등은 인공적으로 지구와 내 몸 사이의 연결을 끊어 놓는 물체입니다. 신발도 마찬가지로 부도체이기 때문에 접지를 막고 있습니다.

두 번째 사실은 완벽한 접지도 있고, 약간의 방해를 감안하더라도 부분적인 접지 효과가 있는 곳도 있다는 것입니다. 돌이 대표적입니다. 돌의 두께나 성질에 따라 접지가 되는 것도 있고 접지가 되지 않는 것도 있었습니다. 주로 얇은 돌은 잘되고 두꺼운 돌은 상대적으로 접지가 잘되지 않았습니다.

세 번째 사실은 물기가 있는 곳이 접지가 더 잘된다는 것입니다. 그냥 양말을 신는 것보다는 양말에 물을 적신 경우 좀 더 접지가 잘되는 경향이 있습니다. 이것은 물이 전자의 흐름을 쉽게 해 주기 때문입니다.

접지가 잘되는 곳은?

Q 저희 집은 마당이 넓은데 전부 잔디입니다. 잔디 위를 걷는 것도 괜찮을까요?

이분 자랑하시는 것 같습니다. (하하) 잔디는 당연히 접지에 좋죠. 특히 비가 내린 잔디밭이나 잔디밭에 물을 조금 촉촉하게 뿌린 다음에 걸으면 접지 효과도 더 좋고 발바닥에 닿는 감촉도 좋습니다.

Q 학교 운동장은 어떤가요?

괜찮습니다. 요새는 학교 운동장에 마사토나 부드러운 흙을 깔아서 맨발걷기 하는 데 더 도움이 되도록 해 놓은 곳도 많이 늘고 있습니다. 당연히 학교 운동장도 괜찮습니다.

Q 맨발걷기 할 때 젖은 땅이 더 좋은 것 같습니다.

땅에 물기가 촉촉한 날, 비가 오는 날, 아니면 바닷가 모래사장 이런 곳이 전자가 흐르기에 더 유리한 환경이라 접지 효과가 더 좋습니다.

Q 대구 수목원이 쓰레기 매립지입니다. 그런데 접지 효과가 있을까요?

기본적으로 비닐봉지라든지 플라스틱이라든지 이런 것들이 많다면 당연히 접지가 안 될 겁니다. 그런데 이런 것들이 흙 속에 뒤섞여 있다면 접지가 될 것입니다. 제가 보기에는 접지가 될 가능성이 더 많습니다. 완전히 밑바닥부터 꼭대기까지 쓰레기만 가득 있지는 않을 거라고 봅니다. (맨발걷기 운동본부 대구지부장님께서 실험을 통해 대구수목원은 쓰레기 매립지 위에 조성한 흙길이지만 접지가 잘되는 것을 모두 확인하셨다고 합니다. 감사합니다.^^)

Q 밤에는 접지 효과가 없나요?

밤에도 효과가 있습니다. 접지는 시간대와 크게 관계없습니다.

Q 돌이나 바위도 접지 효과가 있나요?

돌은 모두 접지가 된다고 하시는 분이 있습니다. 제가 지난번에 시냇물에 있는 바위에서 테스트를 해 봤는데 돌에 따라서 접지가 되는 것도 있고 안 되는 것도 있었습니다. 어떤 바위는 잘되고 어떤 바위는 안 되어서 일정하지 않았습니다. 돌의 성질과 돌이 놓인 땅의 상황에 따라서 조금씩은 접지의 정도가 차이가 나는 것으로 보였습니다.

Q 일주일에 3회 정도 한 달 정도 맨발걷기를 하고 있는데 주변의 산책길이 주로 폐타이어와 콘크리트를 결합한 고무로 만든 길입니다. 접지가 될까요?

이것은 접지가 안 됩니다. 폐타이어도, 콘크리트도 접지가 안 되는 재료입니다. 어떤 유튜버가 맨발걷기에 대해서 얘기를 할 때 아스팔트길은 안 되지만 시멘트는 된다고 얘기하더군요. 시멘트는 그

성분 자체가 석회와 같은 천연물과 돌을 섞은 것이니까 접지가 된다고 하는 분이 있었습니다. 지하실의 시멘트 바닥에 물을 뿌려 놓고 맨발걷기를 해도 접지 효과가 있다고 하더군요. 얼마 전 맨발걷기 운동본부 박동창 회장님께서 시멘트 바닥과 잔디밭을 비교해서 접지 테스트를 하셨습니다. 접지 테스트 기계로 직접 테스트하는 걸 제가 봤는데 시멘트 바닥은 접지가 안 되더군요. 그러나 제가 직접 확인해 보니 어떤 곳은 시멘트 바닥인데도 접지가 부분적으로 되었습니다. 보도블록도 접지가 되었습니다. 따라서 시멘트는 그 두께나 습도와 같은 환경에 영향을 받는 것으로 보입니다. 다만, 고무, 우레탄, 아스팔트 등은 접지가 안 됩니다. 이런 곳을 걸으시면 운동 효과는 있겠지만 접지 효과는 없습니다.

Q **유방암 환자입니다. 잔디에 앉아만 있어도 접지가 되나요?**

이때는 앉아 있을 때 엉덩이의 맨살이 흙바닥에 닿아야 접지가 됩니다. 맨발로 잔디밭에 서면 당연히 접지가 되겠지만 옷을 입은 상태라면 바닥에 앉는다고 해서 접지가 되지는 않습니다. 다만 잔디밭에 앉아서 맨발이 잔디와 접촉하도록 하면 접지가 될 것입니다.

Q 모래를 사 와서 큰 대야에 넣고 물도 넣어서 젖은 모래를 만들어 집 안에서 밟는 것은 어떨까요?

여러 가지로 생각을 많이 하셨는데 대야는 고무로 만들어진 것이 라 전기가 통하지 않습니다. 이렇게 젖은 모래라 하더라도 담는 용 기가 부도체이므로 접지 효과는 없습니다. 맨발걷기의 운동 효과와 지압 효과는 있겠지만 접지 효과는 없습니다.

Q 집 마당에 황토 흙과 마사토를 섞어서 소금 넣은 물을 뿌리고 맨발걷 기를 하는데 어떤가요?

이렇게 하면 접지도 되고 운동 효과도 충분히 있습니다. 다만 자기 집 마당에 소금을 뿌리는 건 괜찮지만 자기가 맨발걷기 하겠다고 자기 집 마당도 아닌 곳에 소금을 뿌리시는 분도 있던데 그러시면 안 됩니다. 실제로 소금을 뿌리면 식물들이 잘 못 삽니다. 자기 집 마당이라면 이런 문제는 없을 겁니다.

Q 어싱과 맨발걷기는 약간 다르다고 봅니다. 지압 효과는 어싱에 좀 적응하고 나서 하시는 게 좋지 않을까요?

이분의 말에 일리가 있습니다. 처음 하시는 분 중에서 무리하게 한 시간씩 맨발걷기를 하다가 통증도 있고 피로도 심하다고 호소하시는 분도 있습니다. 처음 하시는 분이고 발바닥 피부가 약하다면 이렇게 해 보시는 것도 좋은 방법입니다. 걷기보다는 그냥 맨발로 그냥 땅바닥에 서 있기만 하더라도 접지 효과를 얻으실 수가 있습니다. 차츰 땅바닥과 내 발바닥이 친해진 다음에 맨발걷기를 하는 것도 좋은 방법입니다.

접지 용품 이야기

• 접지 신발

접지 신발은 면역에 문제가 있는 분(혈당 조절이 잘 되지 않는 심한 당뇨 환자, 면역이 결핍된 환자, 단백질 결핍이 있는 환자 등)이나 피부가 약한 분, 겨울철 맨발걷기를 처음 도전하는 분, 맨발걷기 장소가 거친 바닥이어서 발에 상처가 날 가능성이 있는 경우 등 다양한 상황에서 접지 효과를 얻기 위해 착용하는 신발을 말합니다. 기술적으로 아주 어려운 문제는 아니어서 제대로 된 제품이라면 성능에는 크게 차이가 없을 것으로 생각됩니다.

인터넷에 광고하는 접지 신발 또는 어싱슈즈 중에서는 사실 접지가 뭔지도 모르는 사람이 만들고 파는 것이 많이 있습니다. 특히 해외배송 제품은 반품도 쉽지 않으니 주의하시는 것이 좋습니다. 제가 찾아본 접지 신발 중 정말 접지가 제대로 되는 것은 국산제품이고 가격이 대략 7만 원 이상이었습니다. 접지 신발을 인터넷으로 사실 때, 저가 제품인 경우 꼼꼼히 따져 보시고 정말 접지가 되는지, 안 될 때 반품이 되는지 확인하고 구입하시기를 바랍니다. 가급적이면 국산 전문회사 제품을 사는 것이 좋습니다.

접지 신발 만드는 법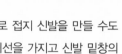

운동화에 구리선을 끼워서 집에서 신던 신발로 접지 신발을 만들 수도 있습니다. 전선의 피복을 벗겨 꺼낸 굵은 구리선을 가지고 신발 밑창의 바닥과 발이 닿는 신발 안쪽을 연결하여 간편하게 접지 신발을 만들어서 신는 것도 좋은 방법입니다.

• 접지 양말

접지 신발을 신게 되면 맨발걷기의 효과 중 첫 번째에 해당하는 접지 효과만 누릴 수 있습니다. 만일 풋코어 강화와 지압 효과까지 누리고 싶다면 접지 양말을 신는 것도 좋은 방법입니다. 물론 맨발보다는 덜하지만 신발보다는 풋코어 강화와 지압 효과를 어느 정도 맛볼 수 있습니다. 다만, 흙길을 걷고 나면 더러워져서 빨랫감이 생기는 단점은 있습니다.

• 접지 패드

접지 패드는 거동이 불편한 환자라든가 수면 중이나 실내에서도 접지 효과를 누리기 위해 고안된 것입니다. 접지의 효과는 무척이나 다양해서 접지 패드 위에 눕는 것만으로도 상처 치유가 빨라지고 염증이 줄어드는 효과도 실험적으로 확인되었습니다. 다만, 좀 더 대규모로 대조군이 잘 설정된 조직적인 임상실험을 통해 접지가 환자들에게 임상적으로 얼마만큼 도움이 되는지에 대한 추가적인 확인은 필요할 것이라고 생각됩니다.

접지와 관련된 기타 궁금증

Q 접지 후에 적혈구가 빨리 흐르는 적혈구 동영상은 믿을 만한가요?

동영상은 출처에 따라서 진실 여부를 확인하기 어렵습니다만 실제로 접지를 하고 난 다음에 뭉쳐진 적혈구의 개수가 몇 개인지 비교한 실험이 있습니다. 그 실험에서 봐도 접지를 하고 나면 뭉치는 적혈구의 숫자가 훨씬 더 줄어듭니다. 이 내용은 논문에도 있으니까 그 정도는 믿으셔도 좋습니다.

Q 발아치는 땅에 잘 닿지 않으니까 나무에다가 발을 지압하듯이 누르는데 괜찮은 방법인가요?

지압 효과를 보시려면 그렇게 하시면 됩니다. 그러나 접지를 위해서는 군이 그렇게 안 하셔도 됩니다. 발의 일부분만 땅에 닿아도 우리 몸에 있는 양전하가 지구에 있는 자유전자들과 만나서 접지 효과가 생깁니다. 접지 효과를 위해서는 그렇게까지 애쓰실 필요가 없지만 지압을 하시기 위해서는 그런 것도 의미가 있습니다.

맨발걷기와
통증

맨발걷기를 하면서 다양한 통증 내지는 불편감을 느끼는 분이 있었습니다. 이럴 때 처음 시작한 분이 걱정하는 것은 당연한 것입니다. 그러나 한 가지 명심하실 것은 맨발걷기를 통해 통증으로 힘들었다는 분보다는 통증이 호전되었다는 분이 거의 10배는 많습니다. 돈 한 푼 들지 않고 인공적인 화학성분 없이 간편하게 이런 효과를 얻을 수 있는 것은 없습니다. 그러니 통증이 있는 분이라도 "맨발걷기로 내 통증이 더 악화되면 어떻게 할까?"하는 의혹의 시선보다는 "나는 어떤 부분을 주의하면서 맨발걷기를 하면 좋을까?"라는 자세로 저의 조언을 살펴보시면 좋겠습니다.

Q 발가락에 굳은살이 생겼을 때 맨발걷기를 해도 되나요?

굳은살이 있어도 통증이 없다면 맨발걷기 하는 데는 문제가 없습니다. 실제 맨발걷기를 하면서 발바닥에 굳은살이 더 생기는 분도 있고 굳은살이 부드러워졌다는 분도 있습니다.

Q 새끼발가락 아래 부위 발바닥에 동전 크기 굳은살이 있는데 맨발걷기 중에 이 부위에 통증이 있습니다. 계속 맨발걷기를 해도 될까요?

보통 굳은살은 통증을 많이 못 느낍니다. 그런데도 통증을 느낀다면 굳은살이 아니라 티눈일 수도 있고 염증이 있을 수도 있습니다. 티눈이라면 통증이 생길 수 있습니다. 이런 경우는 피부과에 가서서 티눈인지 또는 굳은살에 염증이 생겼는지 한번 확인해 보시는 것이 좋습니다.

Q 발바닥 뒤꿈치가 아픈데 학교 운동장 맨발로 걸었더니 아픕니다. 계속 맨발로 걸어도 될까요?

이런 분들은 좀 더 부드러운 곳을 선택하시고, 시간을 좀 줄이는 것을 추천합니다.

Q 족저근막염 때문에 쿠션이 좋은 신발을 신고 있는데 맨발걷기 하면 족저근막염이 악화되지 않을까요?

맨발걷기 후에 족저근막염이 좋아진 분이 상당히 많습니다. 아마도 족저근막의 염증이 감소되고 풋코어 근육이 회복되면서 족저근막염이 호전되는 것으로 생각됩니다.

주의할 것은 처음 시작할 때 발의 통증으로 불편하실 수 있다는 점입니다. 따라서 부드러운 바닥을 선택하시고 서서히 맨발걷기 시간을 늘려 보실 것을 추천합니다. 다만 족저근막염의 상태에 따라서 염증이 너무 심하다면 약을 드시거나 병원 치료를 병행하면서 하시기를 추천합니다. 족저근막염이 너무 심할 때 아픈 것을 억지로 참아 가면서 하는 것까지는 권하지 않습니다.

Q 족저근막염은 아니지만 초반에는 발이 아팠는데 시간이 지나면서 괜찮아졌습니다.

이분은 발이 아프다고 하는 분이 있으니까 발이 아픈 분에 대한 댓글로 자신의 경험을 말씀하신 것 같습니다. 실제로 이렇게 발의 통증이 좋아진 분이 많이 있습니다. 족저근막염이 나았다는 분도 있고 티눈이 나았다고 하는 분도 있었습니다.

Q 발바닥의 열감 때문에 너무 힘든데 이런 것도 좋아질까요?

발의 열감 증상이 좋아진다는 분이 꽤 많았습니다. 반드시 다 좋아진다고 얘기할 수는 없지만 이런 분도 많았습니다. 그러니 안전하게 시작하시고 조금씩 늘려 나가신다면 충분히 한번 도전해 보실 만합니다.

Q 부주상골 증후군 때문에 걸으면 많이 아픕니다. 맨발걷기를 해도 괜찮을까요?

발 중간 부위에서 약간 뒤쪽에 주상골이라는 뼈가 있는데 이 뼈는 발의 부드러운 움직임을 위해 굉장히 중요한 뼈입니다. 그런데 그 뼈에 조그마한 작은 뼈가 더 생기는 경우가 있는데 이 작은 뼈를 부주상골이라고 합니다. 부주상골이 있다고 하더라도 대부분은 아무 증상 없이 잘 지내는데 가끔씩 염증이 생겨서 통증을 느

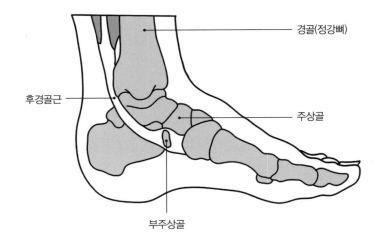

경골(정강뼈)

후경골근

주상골

부주상골

끼는 분이 있습니다. 부주상골은 발의 가장 안쪽에 있는데요, 아치가 낮아질 때 부주상골이 약간 튀어나온 분은 신발이나 바닥과 마찰을 일으킵니다. 그래서 통증을 느끼게 됩니다. 그러므로 부주상골 증후군 때문에 통증이 있는 분이라면 발바닥 아치를 세워주는 것이 굉장히 중요한 치료 포인트가 됩니다. 맨발걷기를 통해서 풋코어 근육이 좋아지고 아치가 받치는 힘이 좋아진다면 당연히 도움이 될 거라고 생각합니다.

다만 부주상골 증후군으로 염증이 심해서 겉으로 보기에도 빨갛게 부어 있을 때는 조금 더 부드럽고 안전한 곳에서 하시거나 접지 신발을 신으시기를 추천합니다. 그리고 부주상골에는 종아리 뒤에서 내려와 발을 밑으로 내리는 후경골근이라는 근육의 힘줄이 붙어 있

습니다. 후경골근을 충분히 이완하는 것이 부주상골 증후군 통증을
회복하는 데 도움이 됩니다. 따라서 종아리를 지그시 깊숙하게 마사
지를 해 주고 걸으신다면 더 좋은 효과가 있습니다.

Q 무지외반증, 지간신경종 이런 병이 있는 사람의 증상도 좋아지나요?

무지외반증과 지간신경종도 맨발걷기로 증상 완화에 도움이 된다
는 결과가 논문에도 있었습니다. 안전하고 부드러운 바닥을 선택하
시고 적절하게 시간을 조절하신다면 충분히 도움이 될 거라고 생
각합니다. 풋코어 근육이 강화되고 염증이 좋아지면서 이런 질병
이 호전되지 않을까 싶습니다.

========= **척추 통증** =========

Q 목, 허리 디스크와 같은 척추 통증도 좋아지나요?

허리 디스크로 통증이 있는 사람의 증상도 좋아진다는 내용이 논
문에 있었습니다. 실제 맨발걷기 경험자 중에도 허리 통증이 좋아
졌다는 사람은 무척 많습니다. 그런 분들이 모두 허리디스크 때문
인지는 알 수 없습니다. 실제 MRI까지 찍고 허리디스크라고 진단

을 받고 오신 분 중에도 근육의 긴장성 통증이나 척추후관절 증후군을 가진 분이 많이 있으니까요. 어쨌든 허리 통증을 대부분 허리디스크라 부르는 경우가 많기 때문에 그리 부르기로 한다면, 허리 통증이 맨발걷기 후에 호전되었다는 사례는 무척 많습니다. 맨발걷기를 통해 허벅지와 엉덩이 근육, 척추 주변의 코어 근육이 강화되면서 자연스럽게 디스크도 회복이 되는 것이라고 생각됩니다. 그러나 목디스크가 맨발걷기로 좋아진다는 내용은 아직까지 찾지 못했습니다.

Q 척추 수술한 사람도 맨발걷기를 하면 괜찮을까요?

척추 수술한 사람에게도 맨발걷기는 도움이 됩니다. 수술한 뒤에 수술 상처가 다 아물었다면 맨발걷기가 척추 수술하신 분에게도 도움이 됩니다. 맨발걷기를 하면 발의 근육도 강화되지만, 종아리, 허벅지, 골반과 척추 주변의 근육까지 쭉 연결되는 근막도 좋아집니다. 발에서 시작해서 척추까지 이어지는 근막 전체가 부드럽게 연결되는 효과가 있으므로 척추 수술하신 분에게도 도움이 되리라고 생각합니다. 염증이 심한 상태가 아니라면 분명히 척추 수술한 분에게도 도움이 될 거라고 생각합니다.

Q 척추협착증 환자인데 스테로이드 주사 맞고 맨발걷기 효과가 있을까요?

너무 뒤꿈치로 충격을 주면서 걷지만 않는다면 저는 괜찮다고 봅니다. 맨발걷기의 원칙을 잘 지키시면 문제가 없습니다. 처음부터 너무 긴 시간 동안 무리하거나 너무 딱딱한 바닥에서 시작하시는 실수만 하지 않으신다면 괜찮습니다.

Q 척추협착증에도 효과가 있나요?

협착증은 척추 질병 중에서도 수술을 많이 하는 질병입니다. 허리 디스크에 비해서 수술을 해야 할 확률이 훨씬 높은 병입니다. 수술을 받아야 할 정도로 심한 협착증이 맨발걷기 때문에 좋아진다고는 말씀드릴 수가 없습니다. 그렇지만 증상을 완화하는 데 도움이 될 가능성은 충분히 있다고 봅니다. 협착증 환자들은 주로 걸을 때 종아리가 터져 나갈 듯이 팽팽하고 당기는 증상이 있습니다. 이런 증상이 척추에서 신경이 자극되는 경우도 있지만 허벅지와 종아리 근육이 약해지거나 지나치게 긴장하면서 생기기도 합니다. 사실 엄밀하게 말해 근육의 문제라면 척추협착증이라고 할 수는 없습니다. 그러나 드러나는 증상이 척추협착증과 비슷하기 때문에 혼동되는 경우도 꽤 있습니다. 맨발걷기를 하면서 허리와 발의 코어 근육이 강화되고 종아리와 허벅지 근육들도 튼튼해진다면 그런 증상들이 좀 줄어들 가능성이 충분히 있습니다.

무릎 통증

맨발로 걸을 때 무릎 통증이 있어서 조심스러워하는 분이 종종 있습니다.

무릎 관절염은 보통 4단계로 나누어 치료를 합니다. 1기와 2기는 연골주사나 재활치료를 통해 회복이 됩니다. 3기가 되면 관절이 닳은 정도가 꽤 심해서 연골주사의 효과가 없는 경우도 종종 있으니 집중적인 재활치료나 수준별로 적절한 재활운동이 필요합니다. 보통 4기로 진행하면 꾸준한 재활치료로 회복하는 경우도 있지만, 수술이 필요한 경우도 많습니다.

Q 양쪽 무릎에 관절염이 있는데 맨발걷기가 괜찮을까요?

이 질문에 대해서는 관절염의 단계에 따라 대답이 좀 달라질 수 있습니다.

염증이 심해서 관절 안에 물이 자꾸 차는 정도의 문제가 있다면 맨발걷기보다도 병원의 처치를 먼저 받으시기를 권합니다.

이런 정도의 심한 무릎 관절염이 아니라면 맨발걷기가 도움이 될 것이라고 봅니다.

이때 좋아진다는 것이 "관절염 4기라서 수술을 권유받았는데 맨발로 걸으면 수술을 안 해도 된다."라고 말씀드리는 것은 아닙니다. 근력과 균형 감각이 좋아지면서 조금이라도 수술을 늦춘다거나 일상생활 중에서 걷기가 좀 더 편해진다는 의미입니다. 물론, 잘 관리가 되신다면 수술을 하지 않고도 일상생활이 가능하실 수 있습니다. 그러면 굳이 수술을 받을 이유는 없을 것입니다.

실제 진료 현장에서 보면 무릎 통증이 있는 분 중 상당수가 관절 안에는 특별한 문제가 없고 오히려 허벅지 근육이나 힘줄의 문제가 있는 분이었습니다. 때로는 엉덩이 근육이 약하여 무릎 관절에 충격을 많이 받아 통증이 있는 예도 있습니다. 이럴 때는 과도하게 긴장된 근육을 이완하고 약해진 근육들을 활성화하면 무릎 통증이 좋아집니다. 이런 분에게는 맨발걷기가 분명하게 도움이 될 것입니다.

그리고 심한 관절염이 아니라면 간접적으로 관절염에 도움이 될 수도 있습니다. 맨발걷기 후에 잠을 잘 자고 마음이 좀 더 평화로워질 수 있다면 염증이 호전되어 간접적으로 통증을 완화하는 데 좋은 영향을 줄 수 있습니다.

퇴행성관절염이 진행하면 오(O)다리처럼 다리가 변형됩니다. 오다리가 되는 이유는 조금이라도 무릎 안쪽으로 충격을 덜 주기 위해서입니다. 그런데 맨발로 걸으면 이 힘을 분산시켜서 안쪽으로 힘을 덜 주게 됩니다. 그래서 무릎 통증이 있는 사람들도 맨발로 오래 걷고 나면 통증이 좋아지는 일이 많습니다.

Q 퇴행성관절염이 있는데 맨발걷기를 할 수 있을까 걱정하다가 얼마 전부터 30분 정도 맨발로 걷습니다. 제가 사는 곳이 신도시인데 비가 오니까 흙길 위의 흙은 씻겨 나가고 밑에 울퉁불퉁한 자갈, 모래 이런 것들만 남아서 아픕니다. 어떻게 해야 할까요?

충분히 공감이 가는 이야기입니다. 맨발걷기 30분으로 관절염은 문제가 되지는 않는데 발이 아프다는 말씀입니다. 비가 온 다음에 흙길을 걷는 것은 참 기분 좋은 일입니다. 그런데 급하게 흙길을 조성해 놓은 곳은 사연자가 말씀하신 것과 같은 곳이 충분히 있을 거라고 생각합니다. 처음 맨발걷기를 하는 분들이라면 발이 아직 맨바닥에 적응이 되지 않은 상태인데 비 온 다음에 흙이 씻겨 나가서 자갈이나 모래가 드러나면 좀 불편할 수 있습니다. 이런 경우에는 접지 신발이나 접지 양말을 신고 걷는 것도 괜찮은 대안입니다. 물론, 가능하면 좀 더 부드러운 바닥을 찾거나 같은 곳이라 하더라도 걷는 시간을 좀 줄여 가는 것도 좋을 것입니다.

전신적인 불편감

Q 맨발걷기를 한 이후로 머리부터 발끝까지 뜨거워서 잠을 잘 수 없습니다. 몸에 염증은 잦아들었는데 이렇게 몸이 뜨거워서 잘 수가 없어요.

이런 분이 드물지만 가끔씩 있었습니다. 그런데 이 말씀만 들어서는 맨발걷기를 계속하라거나 말라고 할 수 없습니다. 전신적인 혈액순환의 문제는 자율신경계의 조절을 받습니다. 이분도 아마 자율신경계의 이상이 동반된 것 같은데 맨발걷기는 대체로 자율신경을 안정시키는 효과가 있기 때문에 이런 증상을 완화하는 경우가 많습니다. 이 사연자는 초기에 자율신경계가 균형을 잡아 가는 과정인데 아직 적응이 되지 않은 것인지 아니면 다른 문제가 있는지 이 사연만으로는 파악하기가 어려워서 딱 짚어 드리기가 어렵습니다. 이게 너무 불편하신 정도라면 일단은 맨발걷기 시간을 좀 줄여 보시거나 좀 더 부드러운 바닥에서 조금씩 천천히 적응해 보시기를 추천합니다.

Q 맨발걷기를 한 달 정도 했는데 어지럽습니다. 잠은 잘 오고 다른 장점이 많은데 어지러워서 못 할 것 같습니다.

맨발걷기를 할 때마다 어지럼증이 있고 하지 않을 때는 괜찮다면 맨발걷기가 어지럼증의 원인이라고 볼 수도 있겠습니다. 이런 분도 시간을 줄이시거나 조금 더 부드러운 곳에서 하시길 추천합니다. 맨발걷기 시간을 줄여서 호전된다면 조금씩 늘리시는 것이 좋습니다. 혹여 맨발걷기를 하지 않을 때도 어지럼증이 있다면 신경과를 방문해서 다른 질병이 없는지 확인해 보시기를 권합니다.

Q 맨발걷기를 하면 운동량이 운동화 신고 하는 것보다 훨씬 많은 것 같습니다. 그래서 그런지 좀 피곤합니다.

맨발걷기를 하면 발바닥이 땅을 미는 반발력이 커집니다. 발목과 발의 전체적인 관절에 안정감을 주기 위해서 많은 근육들이 계속 미세하게 움직이기 때문에 실제로 운동량이 많습니다. 그래서 초기에 맨발걷기 하고 나면 훨씬 더 피곤하다고 하는 분도 있습니다. 어떤 분은 잠이 잘 온다 하고 드물지만 어떤 분은 잠을 설쳤다고도 하는데 다 같은 얘기일 가능성이 많습니다. 운동 효과가 크기 때문에 좀 피곤하게 느낄 수 있습니다. 이런 문제는 운동 후에 짧게 수면을 취한다면 좋아질 수 있습니다.

Q   섬유근육통도 좋아질까요?

섬유근육통은 구체적인 병의 원인이 다 밝혀져 있지 않은 전신적인 만성통증의 대표격입니다. 다만 염증이 잘 생기고 다양한 근육의 긴장이 증가하며 누르면 여러 신체 부위에서 통증이 나타난다는 특징 정도가 밝혀져 있습니다. 항경련제나 항우울제의 일종인 약물 치료로 좋아지는 경우도 있지만 다양한 치료에도 불구하고 완전히 좋아지지 않고 어느 정도의 통증을 늘 가지고 사는 사람도 많이 있습니다.

섬유근육통은 병태생리가 정확하지 않기 때문에 단 한 가지 방법으로 해결하기는 어려운 병입니다. 약물뿐 아니라 운동, 수면관리, 스트레스 관리, 근막이완 등 다양한 방법을 동원하여 치료하게 됩니다. 섬유근육통이 있는 사람도 운동을 통해 회복되는 경우가 종종 있다는 것에 착안한다면 맨발걷기가 도움이 될 것입니다. 부담스럽지 않고 자연스러운 운동 중에 맨발걷기만 한 것이 없으니까요. 통증이 있다고 잘 움직이지 않고 실내에서만 생활한다면 오히려 악화되기 쉽습니다. 야외에서 맨발걷기를 한다면 햇빛을 보는 것으로 인해 세로토닌이 증가하면서 우울감과 통증이 좋아질 수 있습니다. 신발을 신고 걷는 것에 비하여 맨발걷기는 운동 효과도 크기 때문에 섬유근육통에도 호전반응을 보일 수 있습니다. 실제 논문으로도 섬유근육통이 통계적으로 좋아진다는 내용이 있습니다.

Q 평발인데 아치가 좋아지나요?

이 부분은 대답을 보류하겠습니다.

생리적으로는 분명히 풋코어 근육이 튼튼해지고 아치를 떠받치는 힘이 더 좋아지는 것은 사실입니다. 그러나 그런 힘을 가지고 "평발이었던 사람의 아치를 정상으로 회복시킬 수 있나?"라는 질문에 단정 지어서 대답할 만한 자료는 찾아보지 못했습니다. 저 개인적으로 그 정도의 환자 사례나 경험을 가지고 있지는 않습니다.

그러나 평발을 가진 사람들은 오래 걸으면 발이 몹시 불편합니다. 이런 증상을 회복시키는 것에는 당연히 도움이 될 거라고 봅니다.

맨발걷기 초반에는 근육에 힘이 많이 들어가서 좀 불편하시겠지만 시간이 점점 흐를수록 발가락 근육이 튼튼해지고 아치를 받치는 힘도 좋아지기 때문에 발의 기능은 더 좋아질 것입니다.

논문으로는 독일과 남아프리카 공화국의 18세 이하 학생들을 대상으로 한 실험이 있습니다. 맨발로 지내는 아이들(남아공 아이들)과 신발을 신고 지낸 아이들(독일 아이들)의 아치 높이를 비교한 결과가 있습니다. 그런데 이 연구는 상당히 오랜 기간 동안 맨발로 지냈으며 한창 성장하는 어린 나이의 아이들을 대상으로 한 것이기 때문에 성인에게 똑같이 적용하는 데는 한계가 있습니다.

이상과 같이 맨발걷기에 대한 다양한 통증반응을 알아보았습니다. 맨발걷기를 하고 난 다음 어떤 이상 반응이 나타났다면 그게 반드시 맨발걷기 때문이라고 확정 짓기가 어렵습니다. 혹여나 다른 문제가 있을 수 있으니까 함께 염두에 두시고 필요하면 전문의와 상의를 하시기 바랍니다.

• • •

사람이 맨발로 땅과 만나는 것은 자연스러운 일입니다. 지구에 기대어 사는 생명체가 지구와 맨몸으로 만나는 것은 당연하고 자연스럽죠. 이토록 자연스러운 일을 가지고 이것은 100% 안 된다! 이것은 100% 된다! 이렇게 얘기할 수는 없습니다.

맨발걷기가 어떤 분한테는 효과가 아주 크지만 어떤 분한테는 효과가 좀 적거나 오히려 역효과가 나는 분도 있을 수 있습니다. 그걸 개인적으로 받아들이고 자기에게 맞게 조정해 가는 과정이 필요하죠.

사람은 기계처럼 찍어 낸 것이 아니기 때문에 모든 통증이 다 다릅니다. 비록 진단명이 같더라도 통증의 정도와 양상은 사람의 얼굴만큼이나 다양한 모습을 나타냅니다. 그래서 아무리 좋은 치료라 하더라도 통증에 적용할 때 무조건 "된다" 혹은 "안 된다"로 칼로 두부 자르듯 나누어서 애기할 수는 없습니다. 맨발걷기와 같은 자연치유도 예외가 아닙니다. 스스로 맨발걷기의 목표와 기준을 정하고 그 기준에 맞게 꾸준히 실천하면서 목표에 가까이 가는지 살피는 것이 통증을 조금이라도 완화하고 자연스러운 맨발걷기를 위한 좋은 마음가짐입니다.

맨발걷기와
내과 질환

━━━━━━━━━━━━━━━━━━ 암 ━━━━━━━━━━━━━━━━━━

Q 저는 소장암 3기라 수술한 지 1년 되었고 지금은 항암치료 중입니다. 맨발로 걸어도 되나요?

맨발로 걸으셔도 되고 맨발로 걸으시는 것을 추천합니다. 제가 다른 치료는 필요 없고 "맨발로 걷기만 하면 소장암이 낫는다!"라는 말씀을 드리는 건 아닙니다. 소장암 수술하시고 항암치료 중이라면 체력도 굉장히 많이 떨어지셨을 겁니다. 항암치료제가 많이 발달하고 있지만 부작용이 적은 항암제를 쓸 수 있는 경우가 생각보다 많지는 않습니다. 전통적인 1세대 항암제가 여전히 많이 쓰이고 있습니다.

1세대 항암제는 세포분열이 잘 일어나는 곳을 목표로 합니다. 물론, 암세포의 세포분열이 잘 일어나기 때문에 그에 맞추어 항암제를 선택한 것이지만 암세포뿐 아니라 장내의 점막세포, 입속의 점막세포, 머리카락, 피부 등도 세포가 빨리 자라는 조직이라서 항암제의 영향을 받습니다. 그래서 소화가 잘 안 되고 입맛도 없고 머리카락도 빠지고 피부가 푸석해지는 것입니다. 이런 항암제를 쓰신다면 몹시 어려운 상태일 가능성이 큽니다. 체력이 떨어지는 것뿐 아니라 잠도 잘 자지 못하고 무기력한 분도 많습니다. 이런 분도 조금이라도 운동을 하고 햇빛을 보는 것이 전반적인 면역을 회복하는 데 도움이 됩니다. 맨발걷기를 통해 운동 효과뿐 아니라 스트레스 감소 효과를 함께 누리시기를 바랍니다. 대체로 수면의 질도 좋아지기 때문에 지금 받고 있는 치료를 끝까지 잘 받는 데 도움이 될 것입니다. 많은 분들이 체력과 면역이 떨어져 수술이나 항암, 방사선 등의 표준적인 치료를 끝까지 못 받고 중도 탈락하곤 합니다. 이분들도 맨발걷기와 함께 적절한 식이요법과 영양의 균형을 찾아가신다면 분명 더 좋은 결과를 얻을 것입니다.

"암환자는 표준 치료와 함께 맨발걷기 하시기를⋯."

대학 병원에서 더 이상 수술이나 항암을 해 봐야 의미가 없다고 표준 치료를 권하지 않는 경우도 있습니다. 그런 분 가운데 더 이상 다른 치료에 의지하지 않고 맨발걷기만 열심히 하셨다는 분을 본 적이 있습니다. 그분의 삶에 대한 의지와 강한 신념에 찬사와 박수를 보냅니다. 정말 엄청난 성과이며 실제 그 기전을 자세히 밝혀 많은 분에게 도움이 되면 좋겠습니다.

그러나 수술, 항암, 방사선 치료 등의 표준 치료를 다 받으면서 맨발걷기를 하시는 분이 훨씬 많습니다. 그런 분 중 간혹 마치 다른 치료는 받지 않고 맨발걷기만으로 다 나은 것처럼 말씀하시는 분도 보았습니다. 이것은 적절한 치료를 제때 받아야 하는 많은 암 환우를 큰 어려움에 빠뜨릴 수 있습니다. 20여 년 전에 비하면 지금은 5년 암 치료 생존율이 43%에서 72%로 29%가 높아졌습니다. 물론 치료 기술이 좋아진 면도 있고 조기발견에 의한 생존율이 높아진 것도 있습니다. 그렇지만 표준 치료는 여전히 통계적으로 가장 의미가 있는 치료입니다. 더 이상 표준 치료가 어려운 분이 맨발걷기에 올인하는 것은 좋습니다. 치료도 치료지만 그 자체로 스트레스를 줄이고 잠을 깊게 자도록 하므로 삶의 질이 좋아지니까요. 그렇지만 수술이나 항암, 방사선과 같은 치료로 좋아질 가능성이 높은 상황에서 표준 치료를 뒤로하고 맨발걷기만으로 해결하려는 분이 있다면, 그것은 안 될 일입니다.

맨발걷기는 무척이나 훌륭한 암 치료 보조제입니다. 그러나 제때 수술이 가능한 경우라면 수술을 받고 항암이나 방사선 치료도 주치의와 잘 상의하여 자신의 체력과 몸 상태에 맞추어서 결정하시는 것이 좋습니다. 항암이나 방사선 치료 중에 체력이 떨어지고 입맛을 잃고 모든 의욕도 사라져 갈 때 맨발걷기는 당신이 끝까지 그 길을 잘 지나가도록 돕는 훌륭한 친구가 될 것입니다.

골다공증

Q **골다공증 있는 사람에게도 맨발걷기가 괜찮을까요?**

골다공증은 뼈를 새로 만드는 세포의 활동이 낡은 뼈를 제거하는 세포의 활동보다 현저히 떨어질 때 뼈에 있는 칼슘이 빠져나가면서 생기는 병입니다. 노화, 성호르몬의 결핍, 비타민D 결핍, 부갑상선 질환 등 다양한 질병으로 골밀도가 낮아지면서 골다공증이 발생합니다. 이렇게 되면 넘어지거나 외부의 충격에 골절이 쉽게 생깁니다. 골다공증이 심하면 심지어 기침을 하다가 갈비뼈가 부러지기도 합니다.

맨발걷기가 골다공증에도 도움이 된다고 봅니다. 앞에서 말씀드린 바와 같이 소변으로 인산이 덜 빠져나가기 때문에 골다공증에도 효과가 있을 것이라고 추정한 간접적인 실험 결과도 있습니다. 직접적인 실험이 있다면 더 좋겠지만 맨발걷기의 기전을 살펴볼 때 신발을 신고 걷는 것에 비해서 골다공증에 더 효과가 있을 것이라 고 생각합니다.

골다공증 치료는 약만으로 하는 것이 아닙니다. 골다공증 약과 비타민D만큼 중요한 것이 무엇일까요? 바로 운동입니다. 물론 골 다공증 약을 드시는 것도 도움이 되지만 약으로 다 해결하려고 하시면 안 됩니다. 골다공증이 있는 분은 대개 어느 정도 나이가 있는 분입니다. 이런 분이 약이나 영양제만 복용하고 움직이지 않 는다면 골다공증이 좋아졌다고 해도 삶이 별로 달라지지 않습니 다. 골밀도가 높아지면 넘어졌을 때 골절 확률이 줄어듭니다. 그 러나 움직이지 않으면 근육이 계속 약해지고 삶의 활력도 계속 떨어집니다.

골다공증이 있다고 아픈 것도 아니기 때문에 약을 먹고 골밀도가 높아졌다고 통증이 호전되는 것도 아닙니다. 약만 먹고 움직이지 않는다면 뼈는 좀 더 단단해지더라도 치매 확률이 높아진다는 것 을 명심하세요.

골다공증 있는 분은 당연히 약을 드시면서 맨발걷기를 병행하시 기를 바랍니다. 맨발걷기를 통해 더 활기찬 인생 후반전을 누리시 기를 추천합니다.

Q 당뇨가 좋아질까요?

여기에 대해서는 확실한 근거가 없습니다. 당뇨 초기라면 맨발걷기를 통해 호전될 여지가 분명히 있습니다. 그러나 당화혈색소가 10이 넘는 심한 당뇨이거나 오랫동안 약물 치료에도 불구하고 잘 조절되지 않는 분들이 맨발걷기만으로 당뇨가 좋아진다고 말할 수는 없습니다.

그러나 간접적인 효과는 있기 때문에 당뇨가 있는 분들에게도 저는 맨발걷기를 권합니다. 당뇨가 있다면 자신의 체력 수준에 맞춰 운동을 많이 하셔야 합니다. 당뇨 환자의 운동 효과에 맨발걷기가 도움이 된다고 봅니다.

또 한 가지 당뇨의 문제가 염증이 잘 생긴다는 것입니다. 그런 염증을 줄이는 데 맨발걷기가 도움이 됩니다.

그렇지만 약물 치료 없이 맨발걷기만으로 당뇨가 좋아지는지 묻는 것이라면 그 부분은 자신 있게 말씀드릴 수가 없습니다. 일부 환자분 중 맨발만으로 좋아졌다고 하는 분이 있는데 그 과정을 제가 잘 모르기 때문에 추천을 할 수가 없습니다.

제 개인적으로는 당화혈색소 5.7~6.4 정도의 전당뇨 상태라든가 당뇨로 진단받은 초기라면 엄격한 식단 관리와 스트레스 관리, 운동을 하시면서 적극적으로 생활 습관을 바꾸시기를 추천합니다. 이때 운동의 하나로 맨발걷기를 하는 것은 강추합니다.

잘 조절되지 않는 당뇨이거나 당뇨발, 당뇨병성 말초신경염 등이 있는 분은 맨발걷기 전에 반드시 파상풍 주사를 맞으시고 맨발걷기 후에 발을 더 꼼꼼히 살펴보아서 상처가 없는지 확인하시기를 바랍니다. 그게 아니면 접지 신발을 신어서 발을 보호하시기를 추천합니다.

고혈압

Q 주 5일 바닷가 물 있는 곳에서 맨발로 1시간씩 걸었는데 혈압이 거의 10mmHg 가까이 떨어졌습니다.

너무 좋은 반응입니다. 축하합니다. 실제로 고혈압이 떨어진다는 분은 굉장히 많이 있습니다. 30mmHg까지 떨어졌다는 분도 있었습니다. 아마도 풋코어 근육이 튼튼해지고 발바닥이 많이 자극되면서 혈액순환이 잘되고 심장의 부담이 줄어서 혈압이 낮아지지 않을까 생각합니다.

저혈압

Q 저는 저혈압입니다. 맨발걷기 하고 나면 혈압이 더 낮아질까 봐 걱정입니다.

이 문제는 걱정 안 하셔도 됩니다. 고혈압이었던 분이 혈액순환이 잘되고 심장이 튼튼해지면서 혈압이 낮아지는 효과는 많이 있었습니다. 그런데 저혈압인데 맨발걷기 후에 혈압이 더 낮아져서 문제가 된다는 분은 보지 못했습니다. 앞으로도 그럴 가능성은 별로 없습니다.

저혈압인 분이라면 체력이 아주 좋거나 아니면 매우 약할 가능성이 높습니다. 심장이 매우 튼튼한 분은 정상인보다 혈압이 좀 더 낮습니다. 워낙 심장 근육의 힘도 좋고 혈관의 탄력성도 좋아서 조금만 수축을 하더라도 많은 양의 혈액이 말초혈관으로 뻗어 나가기 때문에 혈관 내의 압력이 높지 않습니다. 그러나 사연자분은 이렇게 평소에 유산소운동을 많이 해서 혈압이 낮은 것 같지는 않습니다. 그렇다면 체력이 매우 약할 가능성이 더 높습니다. 체력이 약한 사람에게는 저혈압이 고혈압보다 더 위험할 수도 있습니다. 잘못하면 쓰러지기 때문에 이런 분은 심장을 튼튼하게 만들기 위해 안전한 유산소 운동을 꾸준히 하셔야 됩니다. 혈압이 낮은 분은 쉽게 피로를 느끼는 경우가 많습니다. 아무것도 안 하고 있으면 오히려 더 심장이 약해지고 전반적인 체력은 더 떨어집니다.

사연자분은 부디 낮은 단계에서부터 유산소 운동 꾸준히 하시길 바라고 그럴 때 맨발걷기가 좋은 대안이 될 것입니다.

비만과 체중 조절

Q 저는 저체중인데 맨발걷기를 하면 체중이 더 줄지 않을까요?

이분은 아마도 많은 분이 맨발걷기 하고 체중이 줄었다는 말을 듣고 걱정이 되어서 사연을 주신 것 같습니다. 이것은 걱정 안 하셔도 됩니다.

비만이나 과체중인 분이 맨발걷기 후에 체중이 줄어들었다는 사례는 셀 수 없을 정도로 많습니다. 그러나 저체중이었던 분이 살이 더 빠져서 더 힘든 경우는 본 적이 없습니다.

겉으로 보기에는 다 같은 체중 감량이라도 내용을 보면 차이가 많습니다. 어떤 분은 수분만 빠지고 어떤 분은 단백질이 빠집니다. 이런 경우라면 체중이 줄어든 것이 오히려 건강에 도움이 되지 않을 가능성이 많습니다. 예외적으로 부종이 심했던 분이 수분만 빠졌다면 부종이 호전된 것이라 좋은 것이지만 단백질이 빠지면 근육이 줄어든 것이므로 좋지 않습니다. 그러나 성인의 경우 지방이 빠진 것이라면 좋은 감량이라고 할 수 있습니다. 지방이 많이 빠지고 단백질이 늘었다면 체중에 전혀 변화가 없거나 간혹 체중이 조금 늘어나기도 합니다. 따라서 체중의 변화뿐 아니라 건강한 감량인지 반드시 확인하시는 것이 좋습니다.

혹시라도 이분의 경우 걱정처럼 체중이 조금 빠질 수는 있겠지만 단백질이 잘 보존되고 지방만 빠질 가능성이 큽니다. 저체중인 분이라도 건강한 감량은 특별히 몸에 부담이 되지는 않을 것입니다.

고지혈증

Q 고지혈증에도 맨발걷기가 도움이 될까요?

사실 제가 맨발걷기를 처음 시작한 건 고지혈증 때문이었습니다. 3년 반 전인데 중성지방이 무려 1,057이었고 혈액검사 결과가 나오기 전, 제 혈액을 원심분리기에 돌린 후 그 모양만 보고도 입이 다물어지지 않을 정도였습니다. 혈액의 절반이 마치 삼겹살 구워 먹은 후 굳어 버린 지방 덩어리처럼 뭉쳐 있었기 때문이죠. 시간은 없고 고지혈증 약은 먹기 싫고… 그래서 단기간에 집중적으로 생활 습관을 교정하자고 마음을 먹었습니다. 가장 신경을 많이 쓴 것은 뭐니 뭐니 해도 식단이었습니다. 약 3주간 탄수화물은 아예 끊어 버렸습니다. 흰쌀, 밀가루, 설탕이나 과당을 포함한 모든 탄수화물 종류를 다 끊었습니다. 그 후 중성지방이 상당히 개선된 것을 확인하고도 탄수화물은 소량만 먹었습니다. 식단 다음으로 신경을 쓴 것이 운동인데 시간이 많지 않았던 제가 생각해 낸 것이 맨발로 걷거나 달리는 것이었습니다. 짧은 시간에도 좀 더 효과적인 운동을 하기 위해 선택한 것이죠. 그 당시 맨발걷기를 하기 전에는 맨발걷기가 이렇게나 다양하고 훌륭한 효과가 있는 운동인지 잘 몰랐습니다. 그저 맨발로 걷는 것 자체가 기분이 좋았고 확실히 좀 더 운동 효과가 있다는 느낌은 들었습니다. 맨발걷기를 하면서 문득 이런 생각이 들었습니다.

"나의 이런 체험기가 다른 분에게도 도움이 되지 않을까?"

그래서 맨발걷기에 관한 책과 논문을 찾아보기 시작했습니다. 의사지만 환자보다 더 심한 고지혈증으로 위험한 상황에 놓여 있었기에 좀 부끄럽기도 했습니다. 그러나 나의 부끄러움이 누군가에게는 용기를 줄 수도 있다는 생각에 좀 더 자세히 맨발걷기의 효과에 대해 알아보고 SNS에 공유하기 시작했습니다. 물론, 그 당시는 약 없이 고지혈증을 극복하는 내용이 더 많았고 그 과정 중 하나로 맨발걷기에 대한 내용을 정리했었습니다.

고지혈증은 엄밀하게 말하면 정확한 진단명이 아닙니다. 이상지질혈증이 정확한 의학 용어입니다. 그런데 워낙 고지혈증이라는 말이 보통 사람에게 흔하게 쓰이기 때문에 그대로 쓰는 것입니다.

이상지질혈증의 종류에는 세 가지가 있는데 각각의 원인이 다르므로 접근 방법도 차이가 있습니다. 예전에는 뭉뚱그려서 고지혈증이라고 불렀지만 지금은 이상지질혈증의 종류에 따라 세분화해서 다르게 진단합니다.

이상지질혈증의 첫 번째는 고콜레스테롤혈증입니다. 이것은 LDL콜레스테롤이 높다는 의미이며 가장 흔합니다.

두 번째는 고중성지방혈증입니다. 제가 바로 고중성지방혈증에 해당되었고 최근 점점 더 비중이 높아지는 추세입니다.

세 번째는 저HDL혈증입니다. 이것은 나쁜 콜레스테롤의 청소부 역할을 하는 좋은 콜레스테롤(HDL)이 부족해서 생기는 병입니다.

고콜레스테롤혈증이 있는 경우 맨발걷기만으로 해결하려고 하시면 안 됩니다. 지방이 많이 들어 있는 음식을 피하는 것도 중요하고 섬유소가 풍부한 채소들을 많이 먹는 것도 중요합니다. 물론 콜레스테롤이 높아지는 원인 중 음식이 차지하는 비중은 30%가

채 되지 않습니다. 훨씬 더 많은 양을 우리 몸이 스스로 만들어 내고 있습니다. 그러면 우리 몸은 언제 콜레스테롤을 더 많이 만들어 내는 걸까요?

바로 스트레스 상황입니다. 늘 공부도 열심히, 환자도 열심히 진료하는 동료 선생님이 얘기해 주셨습니다. 혈액검사를 마치고 차를 타고 나가던 환자가 주차장의 나무를 들이받는 사고를 냈답니다. 환자는 약간의 쇼크 상태에서 다시 병원으로 들어와 진찰을 받고 혈액검사를 했습니다. 두 번째 혈액검사에서 환자의 LDL콜레스테롤 수치가 첫 번째 혈액검사보다 무려 30%나 높아졌다고 합니다. 만일 첫 번째 혈액검사에서 LDL이 140이었다면 두 번째 검사에서는 182가 나온 셈이죠. 이런 상황에서 대체로 내과의사 선생님들은 고지혈증이라고 알려 주고 스타틴이라는 약물을 처방합니다. 사실, 스트레스 호르몬이 체내에서 콜레스테롤을 동원하여 혈액으로 가져와서 LDL콜레스테롤이 높아졌는데 스트레스 신호는 해결하지 않고 LDL콜레스테롤만 약으로 낮춘다면 과연 좋은 치료가 될 수 있을까요?

이런 면에서 LDL콜레스테롤이 높은 분들에게 맨발걷기가 도움이 된다고 봅니다. 왜냐하면 맨발걷기는 스트레스 호르몬의 과도한 분비를 억제할 뿐 아니라 수면의 질을 개선하고 스트레스를 직접적으로 낮춘다는 보고가 있기 때문입니다. 다만, 이 부분에 대한 확실한 결론은 대조군을 잘 정한 뒤 좀 더 엄밀한 실험을 통해서 확인하면 더 좋을 것으로 보입니다.

고중성지방혈증은 저의 경우에도 음식 조절이 가장 기여한 바가 크겠지만, 그만큼 맨발걷기도 도움이 되었습니다. 실제 논문에서는 고콜레스테롤혈증보다 고중성지방혈증의 경우가 맨발걷기로 더 큰 효과를 본 것으로 되어 있습니다. 고중성지방혈증은 몸에 만성염증을 일으키는 일이 많은데 맨발걷기가 항산화 효과와 염증을 호전시키는 기전을 통해 중성지방을 낮추는 데 도움을 주는 것으로 생각됩니다.

마지막으로, 저HDL혈증은 오메가3와 같은 좋은 지방을 먹는 것도 하나의 방법이지만 그것보다 더 중요한 것이 운동을 하는 것입니다. 운동이 직접적으로 HDL을 더 높이는데 맨발걷기는 이런 분에게 좋은 대안이 될 것입니다.

이야기를 다 하고 보니 모든 이상지질혈증에 맨발걷기가 다 도움이 되는군요. 물론, 이상지질혈증이 있는 분은 음식과 스트레스 관리, 수면이 모두 중요하지만 운동도 중요합니다. 그 운동 중에 가장 먼저 맨발걷기를 해 보시기를 추천합니다.

Q 고지혈증 때문에 맨발걷기를 시작하게 됐습니다. 어느 정도 하고 수치를 재 봤는데 아직은 효과가 없습니다. 그러나 다른 효과가 좋아서 저는 계속할 예정입니다.

이분은 맨발걷기가 고지혈증 개선에는 별로 영향을 준 것이 없다고 하셨습니다. 그래도 다른 효과가 좋아서 계속하겠다고 하시는데 아마도 피로가 회복되거나 잠을 잘 자지 않았을까 싶습니다.

고지혈증 중에서 중성지방이 높을 때는 맨발걷기의 효과가 좀 더 좋습니다. 나이가 드신 분일수록 고중성지방혈증에 대한 맨발걷기 운동 효과가 더 있었습니다.

모든 분이 다 좋아진 것은 아닙니다. 맨발걷기 하나만으로 고지혈증을 완전히 극복하려는 시도는 추천하지 않습니다. 식이조절 및 스트레스 관리, 숙면 취하기 등 다양한 생활환경을 개선해야 고지혈증이 더 호전되는 효과를 볼 수 있습니다.

Q 저는 맨발걷기 이후로 고지혈증 약을 끊었습니다. 맨발로 지내는 것이 얼마나 좋은지, 약은 얼마나 무서운지….

고지혈증 약을 끊어도 될 만큼 확실히 증상이나 혈액검사 결과가 좋아졌는지에 대해서는 아무런 정보가 없어서 확실하게 판단을 내리기 어렵습니다. 이분은 고지혈증 약을 끊었더라도 꾸준히 관리는 하셔야 됩니다.

"무조건 맨발로 걸으니 최고!" 이런 선동적이고 과격한 표현은 너무 치우친 것입니다.

한편, "맨발? 그런 게 무슨 필요가 있나? 무조건 약 먹어야지." 이렇게 하는 것도 너무 편협한 태도입니다.

맨발을 통해 진짜 약을 끊을 수 있을 만큼 자기 몸이 좋아지는지 잘 살펴보시고 합리적으로 판단하시기를 바랍니다.

설사 맨발걷기로 고지혈증 수치 자체가 좋아지지 않는다 하더라도, 혈액 순환과 수면의 질 등은 더 좋아지기 때문에 간접적으로는 영향을 줄 수 있다고 생각합니다.

Q 모래 위를 2시간 두 번 걸었는데 손과 발이 따뜻해졌습니다.

실제로 이런 사례가 많습니다. 손발이 따뜻해지는 현상은 두 가지 관점으로 나눠서 생각해 볼 수 있습니다.

저는 사실 평발인데 신발을 벗고 맨발로 잔디밭이나 흙길을 디디면 발이 굉장히 시원해지는 느낌을 받습니다. 그동안 신발 안에 꼭 갇혀 있던 발이 해방된 덕분에 답답하던 발이 지구와 접지하면서 시원한 느낌을 받는 거죠.

혈액순환이 잘되지 않았던 분들은 맨발걷기를 오래 하면 혈액순환이 좋아지면서 발이 좀 더 따뜻해지는 효과를 얻습니다.

요약하자면 평소 발이 답답하고 열감을 느끼셨던 분은 발의 온도가 내려가면서 발부터 머리까지 시원해지는 느낌을 받습니다. 반면, 발이 늘 차가우셨던 분은 발의 온도가 좀 올라가면서 균형점을 찾아갑니다.

Q 역류성 식도염이 좋아질까요?

Q 기침이 좋아질까요?

Q 신장병이 좋아질까요?

솔직히 이런 부분은 제가 모릅니다. 이 부분에 대한 어떤 경험도 없고 논문으로 확인한 정보도 없습니다. 물론, 개인적으로 호전되는 분이 있다고 알고 있습니다. 빈뇨가 좋아졌다는 분도 있었고 신장병이 좋아졌다는 분도 있었습니다. 그러나 의사로서 증상이 일시적으로 좋아졌는지 질병 자체가 좋아진 것인지 확인하지는 못했습니다. 이런 개인적인 경험이 반드시 모두에게 적용된다고 보기는 어렵습니다. 자칫 잘못하면 섣부른 적용이 순진하게 믿고 따르는 많은 분에게 어려움을 더 가중할 수 있습니다.

다시 한번 말씀드립니다.

"맨발걷기는 만병통치약이 아닙니다."

맨발걷기는 돈도 안 들고, 간편하고, 여러 가지 건강에 좋은 효과가 있는 것이 사실입니다. 그러나 맨발걷기는 건강할 확률을 높이는 방법입니다. 맨발걷기 하나로 모든 걸 다 해결하겠다고 하면 좀 과합니다. 이 세상에 그런 만병통치약은 없습니다.

다시 강조합니다.

"맨발걷기는 건강에 좋은 동반자이자 내 마음의 친구입니다. 만병 통치약이 아닙니다."

맨발걷기와
신경계 질환

맨발걷기와 신경계 질환에 대한 질문을 보면서 안타까운 마음이 들었습니다. 재활의학과 의사로서 신경계 질환을 가진 분을 가장 많이 보아 왔고 그분들이 얼마나 어려움을 겪는지 누구보다 잘 알고 있기에 어떻게든 잘 회복되기를 바랍니다. 그러나 아직 맨발걷기로 신경계 질환에 대해 확실한 답을 드릴 수 없다는 현실도 이해하시고 보아 주시기를 바랍니다.

Q 맨발걷기가 신경계 질환에도 도움이 될까요?

사실 여기에 대해서는 데이터가 많이 없습니다. 이때 데이터는 개인적인 체험례를 말하는 것이 아닙니다. 신경계 질환을 가진 분들 중 맨발걷기로 좋아졌다고 하는 분이 분명히 있습니다. 아쉽지만 그것은 비교대조군이 설정되지 않은 순전히 개인적인 체험입니다. 신발을 신고 걷거나 재활치료를 하는 등의 비교군이 정해진 것이 아니므로 그분들의 신경계 질환이 호전된 정도가 완전히 맨발걷기의 결과라고 보기에는 한계가 있습니다. 의학적으로 효과에 대해 이야기하려면 반드시 비교대조군이 있어야 합니다. 제가 간절히 바라는 데이터는 비교대조군이 설정된 실험에 의한 데이터입니다. 그리고 신경계 질환의 병태생리와 맨발걷기의 메커니즘에 대한 연결고리도 아직은 뚜렷하게 밝혀져 있지 않습니다. 엄격한 비교대조군이 설정된 임상실험은 시간도 많이 걸리고 돈도 많이 들어갑니다. 맨발걷기 연구가 어려운 것은 막대한 시간과 비용을 감당할 주체가 없기 때문입니다. 엄격하고 좋은 연구에 들어가는 천문학적인 연구 비용은 그 결과로 약물이나 치료 방법에 대한 특허를 확보하려는 대형 제약회사들이 담당합니다. 그러나 맨발걷기에 수백억, 수천억이 들어가는 연구비를 대려고 하는 제약회사는 없을 것입니다. 저 역시 신경계 질환 환자를 치료하는 입장이라 이 부분에 대한 좋은 결과가 있다면 무척이나 기쁘겠지만 아직은 확실하게 이야기할 수 있는 연구 결과가 많지 않습니다.

제가 이렇게 신중한 입장을 취한다고 해서 맨발걷기가 신경계 질환에는 도움이 되지 않는다는 뜻은 아닙니다. 가능성은 있지만 아직까지 밝혀져야 할 것들이 많이 남아 있다는 의미입니다.

그런데도 저는 신경계 질환을 앓는 분에게도 맨발걷기를 권합니다. 맨발걷기와 신경계 질환의 호전에 대한 직접적인 효과에 대해서는 말할 수 없지만 다양한 간접적인 효과가 있기 때문입니다. 저는 신경계 질환을 앓는 분 중 균형 감각에 이상이 있거나 발목의 근력이 약해서 발을 다칠 염려가 있는 분에게는 특별한 주의사항을 알려 줍니다. 그런 주의사항을 숙지하고 맨발로 땅과 접촉하는 것부터 시작하여 안전하게 맨발걷기를 할 수 있다면 그런 분도 지구의 무한한 에너지의 도움을 받을 수 있다고 확신합니다. 아래는 맨발걷기로 신경계 질환에 대한 간접적인 도움을 받을 수 있는 항목들입니다.

- 신경계 질환을 가진 분 중 숙면이 어려운 분이 많은데 맨발걷기를 통해 숙면을 취할 수 있습니다. 잠을 잘 자는 것만으로도 환자의 삶의 질은 크게 개선될 수 있습니다.

- 혈액순환의 문제가 신경계 질환을 일으킨 일이 많은데 맨발걷기를 통해 혈액순환을 개선할 수 있습니다.

- 신경계 질환은 몸의 움직임에 제한을 주는 일이 많아서 환자의 자존감이 떨어지거나 스트레스를 많이 받게 합니다. 맨발걷기를 통해 스트레스를 줄이

고 자신의 몸에 대해 따뜻한 시선을 가질 수 있습니다.

- 신경계 질환으로 움직임이 적어지면 골다공증에 걸리기 쉬운데 맨발걷기가 골다공증을 예방하는데 도움을 줄 수 있습니다.

- 비록 맨발로 걷지는 못하더라도 접지 효과만으로도 신경계 질환이 호전될 가능성이 남아 있습니다. 앞으로 많은 사례가 축적되고, 좋은 연구를 통해 맨발걷기가 신경계 질환을 가진 분들에게도 희망이 된다면 좋겠습니다.

Q 파킨슨 환자인데 맨발걷기가 괜찮을까요?

Q 안면 경련도 치료가 되나요?

여기에 대해서도 제가 답을 드릴 수가 없습니다. 왜냐하면 이런 질문을 하는 분은 약물 치료나 재활치료 등 다른 치료를 이미 하고 계실 테고 그 치료 결과가 충분치 않은 분일 가능성이 큽니다. 맨발걷기가 약물 치료와 재활 치료보다 더 좋은 결과를 가져다줄 수 있을지에 대한 어떤 논문도 본 적이 없습니다. 윤리적으로도 그런 실험은 가능하지 않을 것입니다. 분명한 것은 맨발걷기가 약물과 재활치료를 대체하기보다는 그런 치료와 병행했을 때 더 좋은 결과를 가져올 가능성이 있다는 것입니다.

아직 환자분들의 사례도 제가 많이 모아 보지는 못했습니다. 그 사례가 단순한 개별적인 사례인지, 신경계 환자분들이 맨발걷기를 했을 때 정말로 그런 경향이 있는 것인지에 대해서는 좀 더 정밀한 검증이 필요하다고 생각합니다. 그러나 앞에 말씀드린 것처럼 간접적인 효과를 통해서 신경계 질환을 가진 환자분도 삶의 질이 좋아질 가능성은 분명히 있습니다.

Q 미주신경 이상 때문에 어지럽고 토하고 심할 때는 6시간 정도 고통을 겪습니다. 내로라하는 다양한 병원들을 가 봤습니다. 맨발걷기가 좋다는 이야기를 듣고 부드러운 흙길을 1시간 정도 걷고 있는데 며칠 전에 또 가볍게 그 증상이 있었습니다. 잠도 깊이 잘 자지 못합니다. 혹시 맨발걷기가 도움이 될 수 있는지요?

미주신경은 우리 몸의 내부 장기를 전체적으로 다 담당하는 자율신경 중 하나입니다. 심장이 얼마나 뛰고 숨은 몇 번을 쉬고 그 깊이는 얼마만큼으로 할 것인지, 장의 운동은 얼마나 빠르게 할 것인지, 위산을 얼마나 분비할 것인지 등의 기본적인 생리 활동의 거의 대부분을 미주신경이 담당합니다. 저에게 인간의 삶에 가장 중요한 신경을 딱 하나만 고르라면 바로 이 미주신경을 꼽겠습니다. 미주신경이 정상적으로 작동하지 않으면 아예 생존이 불가능하기 때문입니다. 이렇게 중요한 미주신경에 문제가 있다면 정말 만만치 않은 문제가 발생합니다. 때로는 6시간 동안 어지럽고 토할 정도로 증상이 심하다고 하셨습니다. 맨발걷기 후에 다시 가벼운 증상이 나타났다고 하셨는데 무척 불안한 마음이 드실 것입니다.

이런 문제가 맨발걷기만으로 다 좋아질까요? 저는 미주신경의 문제로 발생한 어지럼증에 대한 맨발걷기의 직접적인 치료 효과에 대해서는 확신할 수 없습니다. 여기에 대한 논문도 아직은 본 적이 없습니다.

그러나 개인적으로는 맨발걷기의 시간을 지금보다 더 줄이고 증상을 감안하여 조금씩 늘려 나가신다면 도움이 될 거라고 생각합니다.

발바닥에서 올라오는 위치감각을 고유수용성 감각이라고 합니다. 미주신경이 담당하고 있는 것을 내수용 감각이라고 합니다. 이 두 감각은 우리가 의식적으로 알아채기가 쉽지 않습니다. 그렇기 때문에 훈련하기도 쉽지 않습니다.

그런데 맨발걷기를 하고 나면 이런 의식적으로 알아채기 힘든 이런 고유한 감각을 훈련할 수 있습니다. 물론, 맨발걷기 외에도 호흡 훈련이나 요가 등 다양한 방법으로 고유수용성 감각과 내수용 감각을 훈련하기도 합니다. 이 부분에 대해서 트라우마를 포함한 심리적 문제에 대처하려는 다양한 연구들이 있습니다. 아직까지 완전히 정립되어 있지는 않습니다만 새로운 시도들은 계속되고 있습니다.

자율신경은 우리 몸의 내부 장기를 전체적으로 관장하는 신경인데 자율신경 중 가장 중요한 것이 미주신경입니다. 이 미주신경이 안정되면 우리 몸은 굉장히 평온한 느낌을 받습니다. 장의 움직임이 원활하고 심장이 평온하게 잘 뛰고 있어야 우리 삶에 의욕이 생깁니다. 발바닥에서 올라오는 위치감각(고유수용성 감각)과 미주신경이 파악하는 내부 장기의 감각(내수용 감각)은 서로 밀접하게 연관돼 있습니다. 그런데 내수용 감각은 미주신경에만 발달한 것이 아닙니다. 발바닥의 풋코어 근육과 종아리, 허벅지, 골반과 척추로 연결되는 근막에는 수많은 내수용 감각을 감지하는 센서가 포함되어 있습니다. 맨발로 걸을 때 발바닥을 통해 전달되는 이런 신호들이 척추를 통해 뇌로 전달되어 감각센터(시상)와 감정센터(뇌섬엽과 변연계)에서 통합됩니다. 이 신호들이 통합되면 "내가 지금 안전하구나!"라는 느낌을 줍니다. 그 느낌은 다시 자율신경계를 안정시킵니다.

제가 최근에 제일 관심을 많이 가지고 있는 분야가 바로 이 자율신경계 안정화에 관한 부분입니다. 저도 통증 환자를 치료하다 보면 자율신경계가 안정되어 있지 않으면 통증 치료도 굉장히 어렵다는 것을 자주 느낍니다. 그래서 저도 지금 자율신경계에 관한 다양한 이론들을 책과 논문을 통해서 정리하면서 조금씩 환자분들에게 적용해 보고 있습니다.

그런데 저는 자율신경계의 안정화에 맨발걷기가 기여하는 부분이 상당히 있다고 봅니다. 이분의 상황은 미주신경의 문제가 아직 완전히 안정된 것 같지 않습니다. 불편한 증상이 가볍게 나타난 게 맨발걷기로 인한 것인지 아직 병이 다 낫지 않은 상태라서 그런지 확실히 알기가 어렵습니다. 그러므로 조심스럽지만 이분에게는 맨발걷기 시간과 바닥의 강도 등을 잘 조절해서 조금씩 시도해 보시기를 추천합니다.

맨발걷기와
수면

맨발걷기가 가장 찬사를 받는 대목이 수면의 질이 좋아진다는 것
입니다.

그런데도 맨발걷기를 하면서 잠을 자기 어렵다는 분이 가끔 있습
니다. 어떻게 된 일일까요?

우선 수면에 관해서는 맨발걷기도 좋지만 기본적인 수면 위생을
지키시는 것이 중요합니다. 이 지면을 빌려서 수면에 관한 기본적
인 내용들을 살펴봅시다.

잘 사는 것은 잘 자는 것?

우선 수면에 대한 잘못된 인식부터 바로잡는 것이 좋겠습니다. 수면은 단순히 깨어 있는 것의 반대말이 아닙니다. 수면을 깊이 연구하는 뇌과학자들은 활동하는 인간이 이상한 것이라고 판단합니다. 그들이 보기에 인간의 기본 모드는 활동이 아니라 수면 상태라는 것입니다. (물론, 먹고 즐기고 일하는 등 수많은 활동을 밤늦게까지 하는 덕분에 세계에서 가장 밤의 활동이 많은 대한민국 사람 대다수가 동의하지는 않겠지만 말이죠.) 그만큼 활동보다 수면이 인간의 삶에 더욱 중요하다는 것입니다. 물론 동면하는 동물처럼 잠만 자는 것이 좋다는 뜻은 아닙니다. 활동이 인간의 삶을 풍요롭게 하기보다 수면을 잘 취하는 것이 삶을 더욱 풍요롭게 하는 성격이 크다는 의미입니다.

활동하기 위해 수면을 취하는 것이 아니라 잠을 잘 잘 수 있도록 활동을 하는 것이 더 바람직합니다. 건강한 잠을 방해하는 모든 활동은 장기적으로는 삶의 양과 질, 모든 면에서 해롭습니다. 잠들기 전에 많이 먹는 것, 잠자기 전에 하는 과도한 운동, 음주, 잠자리에서도 사라지지 않는 걱정과 원망 등은 잠을 방해할 뿐 아니라 당신의 장기적인 안녕을 방해하는 것입니다. 수면은 지쳐서 더 이상 활동할 수 없는 상태를 말하는 것이 아닙니다. 수면은 활동 중에 쌓인 몸의 긴장 상태를 해소하고 감정적인 사건들에서 감정을 순화하여 자신의 삶에 중요한 것들을 더 깊이 간직하게 하는 과정입니다.

수면에 대한 또 하나 큰 오해가 있습니다. 나이가 들면 잠이 줄어 드는 듯 보이므로 노인은 잠을 적게 자도 된다고 생각한다는 것입니다. 그러나 이것은 전혀 사실이 아닙니다. 노인도 젊은이만큼 충분한 잠이 필요합니다. 그러나 안타깝게도 잠의 양과 질이 모두 좋지 않고, 자다가 깨는 경우가 많아서 수면의 효율이 떨어집니다. 노인은 *멜라토닌(뇌에서 분비하는 수면 유도 호르몬) 분비 시점이 빨라지면서 더 일찍 잠이 듭니다. 문제는 일찍 잠은 들지만 잠의 질이 좋지 않다는 것이죠. 40대에 들어서면 10대에 누렸던 깊은 잠의 60~70%가 사라지고 70대에는 80~90%가 사라집니다. 노인의 경우 자주 잠에서 깨어서 화장실에 가곤 합니다. 근력이 충분치 않고 뼈도 약해진 상태에서 완전히 깨지 않은 채 걷다가 넘어지면 고관절 골절 또는 손목 골절을 포함한 다양한 사고가 종종 발생합니다. 이것은 수명과 삶의 질을 모두 크게 떨어뜨리는 큰 위험 요인입니다. 잠은 이렇게 삶과 직접적인 연관이 있음에도 불구하고 그에 대한 이해가 매우 부족한 것이 현실입니다. 그저 약에 의존하거나, 술을 마시고 지쳐서 쓰러져 자거나, 뜬눈으로 밤을 지새우면서 통증까지 함께 겪어야 한다면 정말 사는 게 사는 게 아닙니다. 이번 기회에 맨발걷기의 가장 강력한 효과인 숙면의 혜택을 안전하게 누려 보시기를 바랍니다.

━━ 잠을 잘 자면 피로가 풀리는 것 말고 또 좋아지는 게 있어? ━━

깊은 잠을 자게 되면 통증이 완화되고 피로가 풀리는 것 외에도 삶을 풍부하게 해 주는 다양한 효과를 누릴 수 있습니다. 꿀잠의 다양한 효과를 구체적으로 살펴봅시다.

첫째, 낮 동안에 있었던 부정적인 감정을 정화합니다. 불편한 사건을 겪은 후 남아 있는 부정적인 감정은 REM(Rapid Eye Movement) 수면을 거치면서 희미해집니다. 대체로 수면의 효과를 말할 때 피로를 회복하고 중요한 정보를 기억하게 해 주는 Non-REM(4단계) 수면을 중요하게 언급합니다. 반면 꿈을 많이 꾸는 REM 수면은 간과하는 경향이 있습니다. REM 수면은 1.5~2시간에 한 번씩 짧게 반복됩니다. 하룻밤 동안 3~5차례 나타나는데 4단계의 깊은 수면에 이어서 반복됩니다. 이런 REM 수면 동안 꿈을 꾸면서 낮에 있었던 감정을 희석시키고 날려 보냅니다. 수면 연구자에 따르면 보통 사람은 하룻밤에도 수십 번 꿈을 꾸지만 대체로 기억하지 못합니다. 잠을 깨기 직전에 비교적 긴 REM 수면주기가 있는데 주로 이때의 꿈만 기억하는 경우가 많습니다. 그런데 2시간 이내에 잠을 깨는 토막잠(Broken sleep)을 자게 되면 REM 수면이 부족해집니다. 이런 수면 패턴이 지속되면 부정적 감정이 해소되지 않고 마치 누룽지가 밥솥에 눌어붙은 것처럼 부정적 감정이 뇌 속에 끝없이 쌓이게 됩니다. 이것은 우리 뇌 속에 계속 버그가 생기는 것과 같습니다. 마치 컴퓨터를 오랫동안 온라인에 연결해 두면 온갖 바이러스와 불필요한 프로그램이 깔리면서 컴퓨터의 속도가 느려지고 부하가 걸리는 것처럼 토막잠을 자는 사람은 일상생활 곳곳에서 의사결정 속도가 느려지고 시간과 에너지를 낭비하기 쉽습니다.

둘째, 자신의 감정뿐 아니라 타인의 감정도 잘 알아차리게 됩니다. 건강한 성인을 대상으로 3일간 토막잠을 자게 한 뒤 사진을 보여 주면서 사진 속의 인물이 어떤 감정을 느끼는지 알아맞히도록 하는 실험을 했습니다. 이들은 정상적인 수면을 취할 때와 비교하면 타인의 표정을 보고 감정을 알아맞히는 확률이 현저하게 줄어들었습니다. 타인의 감정을 정확하게 읽지 못하는 사람은 소통에 어려움을 겪게 됩니다. 인간의 가장 고유한 특성 가운데 하나가 감정을 토대로 행동을 결정한다는 것입니다. 감정을 잘 읽을 수 없다면 상대에게 적절한 반응을 보일 수가 없겠죠? 그러면 관계는 어긋나고 사회적인 지지를 받기 어렵게 되고 말죠. 예전의 부족사회만큼은 아니더라도 여전히 사피엔스는 사회적 동물로서 살아가고 있습니다. 사회적 지지를 받지 못하는 사피엔스의 삶은 고통스럽습니다.

단 3일만 깊은 잠을 자지 못하더라도 개인적인 감정의 정화가 일어나지 않습니다. 그뿐만 아니라 사회적 기능이 떨어지면서 풍성한 삶에서 멀어지게 됩니다. 수면장애가 있는 분의 활동과 기능이 떨어지는 것은 어쩌면 당연한 일이라고 하겠습니다.

숙면을 돕는 테아닌이나 멜라토닌과 같은 보조식품이 도움이 되기도 합니다. 수면장애가 매우 심하다면 일시적으로 수면유도제나 안정제를 사용할 수도 있습니다. 그러나 대부분의 수면제는 뇌에 작용하므로 장기간 복용하면 의존성과 부작용의 위험을 동반하니 꼭 필요할 때만 한시적으로 쓰는 것이 좋습니다. 반면 건강한 수면을 위해 지켜야 할 기본수칙인 수면 위생은 언제나 기억해야 할 바람직한 습관입니다.

다음은 대한수면학회에서 추천하는 수면 위생에 관한 11가지 항목들입니다. 각 항목들에 대한 세부적인 내용들은 가장 혁신적인 수면 과학 전문가 매슈 워커의 책 〈우리는 왜 잠을 자야 할까?〉와 최신 논문들을 참고하여 설명을 추가하였습니다. 맨발걷기만으로 잠이 잘 오지 않는 분은 이 내용을 우선적으로 꼼꼼하게 읽고 따라 해 보시기를 바랍니다.

수면 위생은 개인의 특성에 따라 다소의 차이는 있을 수 있으나 대체로 기본 원칙에서 크게 벗어나지 않습니다. 불면증이 있는 분은 다음에 이어지는 내용을 참고하여 자신만의 수면 환경을 만들어 가길 바랍니다. 인생 후반전을 살아가는 분에게 멋진 삶의 가장 큰 열쇠는 어쩌면 질 좋은 수면에 있는지도 모릅니다.

수면 위생: 잠을 잘 자기 위한 11가지 기본 원칙

① 잠자리에 드는 시간과 아침에 일어나는 시간을 일정하게, 규칙적으로 하십시오.

첫 번째 항목은 질 좋은 수면에 있어 가장 중요한 원칙입니다. 특히 아침에 일어나는 시간을 잘 지키는 것이 중요합니다. 가장 좋은 것은 창문을 통해 아침햇살이 들어와 서서히 발부터 다리, 몸통을 비추며 은은하고 부드럽게 깨우는 것입니다. 이런 상태에서는 우리 몸이 깨어날 준비를 서서히 하게 됩니다. 우리 몸 전체가 빛의 세기에 따라서 몸을 서서히 각성 상태로 맞춰 나가는 것이죠. 알람을 맞춰 놓고 일어나는 것은 강제적으로 단번에 깨우는 것이기에 권장할 만한 일은 못 됩니다. 그러나 현대인의 생활 패턴 때문에 어쩔 수 없이 알람을 맞춰 놓았다면 단번에 일어나는 것이 좋습니다. 알람을 끄고 다시 눕게 되면 알람이 반복될 때마다 스트레스호르몬이 왈칵왈칵 분비되므로 결코 멋진 하루가 될 수 없습니다. 이런 상태에서는 근육이 쉽게 긴장하고 몸이 전투태세로 하루를 시작하기 때문에 매우 힘든 하루가 될 것이라고 몸에게 일러 주는 것과 마찬가지입니다. 가급적 자연광이 비치는 동안 일어나고, 어쩔 수 없이 알람을 맞춰 놓았다면 단번에 일어나세요!

244

② 낮에 40분 동안 땀이 날 정도의 운동은 수면에 도움이 됩니다.

※ 하지만 잠자기 3~4시간 이내에 하는 과도한 운동은 수면을 방해할 수 있으니 피하도록 하십시오.

운동은 수면과 통증, 심리적 안정, 수명 연장 모두에 필수적인 항목입니다. 맨발걷기는 가볍게 할 수도 있지만, 경사가 있는 곳에서 하거나 좀 더 걷는 속도를 빠르게 하면 좋은 유산소 운동 효과가 있습니다. 수면학회에서 숙면을 위해 운동을 권하고 있는데 그중 숙면에 가장 도움이 되는 운동이 맨발걷기라고 저는 생각합니다.

그러나 잠들기 직전의 운동은 심부 체온을 올리므로 피해야 합니다. 심부 체온이 너무 높으면 오히려 질 좋은 수면을 방해합니다. 잠들기 전 샤워나 족욕 등은 일시적으로 온도를 올리기도 하지만 결국은 심부 체온을 낮추는 효과가 있습니다. 물을 몸에 묻히는 것은 그것이 비록 따뜻한 물이라도 닦고 나면 수분이 증발하면서 심부 체온을 낮추므로 깊은 잠에 도움이 됩니다.

질 좋은 수면을 위한 가장 적절한 실내 온도는 18~19도입니다. 대부분은 23~25도 정도의 실내 온도를 유지하는데 이는 너무 높습니다. 그렇다고 에어컨을 틀어서 18~19도로 만들 수는 없지만 가을이나 겨울철에 과도하게 실내 온도를 높이는 것은 피하는 편이 꿀잠을 위해 좋습니다.

③ 낮잠은 가급적 안 자도록 노력하고, 자더라도 15분 이내로 제한하십시오.

이 내용은 불면증으로 고생하는 분을 위한 권고사항입니다. 불면증이 있는 분은 이 내용을 따라야겠지만 불면증이 없는 분이라면 점심시간에 30분 이내의 수면이 도움이 된다는 연구가 많이 있습니다. 기후에 따라 밤에 단 한 번만 길게 자는 문화도 있고, 더운 지역에서는 좀 길게 낮잠을 자는 문화도 있습니다. 현대사회의 생활 패턴이 그것을 허용하지 않을 뿐이지, 할 수만 있다면 점심시간을 이용하여 30분 이내의 잠을 자는 것이 수면의 질과 함께 삶의 질도 올려 줍니다. 물론, 불면증이 없는 경우에 해당하는 제안입니다.

④ 잠자기 4~6시간 전에는 카페인(커피, 콜라, 녹차, 홍차 등)이 들어 있는 음식을 먹지 않도록 하시고, 일상 중에도 카페인의 섭취를 최소화하는 것이 좋습니다. (카페인은 각성제로 수면을 방해할 수 있습니다.)

특별히 통증과 불면에 시달리는 분은 카페인 섭취에 더욱 주의해야 합니다. 카페인을 과도하게 섭취하면 수면이 어려울 수 있습니다. 이런 분이 잠들기 어려우면 자연스럽게 수면제를 복용하는 경향이 있습니다. 수면제를 자주 복용하는 환자는 더욱 수면의 질이 떨어지고 다음 날 낮에 몽롱한 상태에서 정신을 차리기 위해 다시 카페인을 섭취하는 악순환을 겪게 됩니다. 그러니 차라리 낮에 맨발걷기를 할 장소를 물색해 두었다가 10~20분만이라도 맨발로 걸으며 기분전환을 하시는 것이 좋습니다. 몸도 마음도 상쾌해지실 것입니다.

⑤ 수면제를 매일, 습관적으로 사용하는 것은 좋지 않습니다.

수면제가 수면에 대한 완전한 해결책이 되지 않는다는 것을 이해해야 합니다. 특히 진정 작용이 강한 수면제를 복용하면 다음 날 나른하고 몽롱한 상태로 일상생활에 지장을 겪는 일이 많습니다. 그래서 정신을 차리기 위해 담배를 피우거나 카페인을 과도하게 섭취하기도 합니다. 이러면 밤에 잠들기가 더욱 어려워집니다. 전문의와 상의하여 수면제는 최소한으로만 사용하고 수면 위생을 잘 지키는 것이 장기적으로는 바람직합니다. 장기간의 수면제가 수면과 삶의 질을 향상시킨다는 증거는 없습니다.

⑥ 담배를 끊는 것이 좋은 수면에 도움이 됩니다.

※ 특히 잠잘 즈음과 자다가 깨었을 때 담배를 피우는 것은 다시 잠드는 것을 방해할 수 있습니다.

담배의 해악은 더 이야기하는 것이 무의미할 정도로 백해무익합니다. 암, 심혈관 질환과 같은 무서운 질병뿐 아니라 대사증후군 등 매우 다양한 문제를 일으킵니다. 거기에 더해 담배는 숙면을 방해하는 역할까지 합니다. 중간에 자꾸 깨면서 쪽잠을 유발합니다. 담배는 건강한 수면의 악질적인 방해꾼입니다.

⑦ 잠을 자기 위해 늦은 밤에 술(알코올)을 드시지 마십시오.

※ 알코올은 일시적으로 졸음을 부르지만, 밤늦게 잠을 깨울 수 있으며 아침에 일찍 깨어나게 합니다.

수면과 관계된 가장 큰 오해 중 하나가 술에 대한 것입니다. 술은 가장 나쁜 수면으로 유도하는 진정제의 일종입니다. 진정 효과를 수면 효과로 착각하면 안 됩니다. 수면이란 단순히 깨어 있음의 반대말이 아닙니다. 수면은 몸의 긴장 상태를 해소하고 감정적인 사건들로부터 감정을 순화하고 자신의 삶에 중요한 것들을 더 깊이 간직하게 하는 과정입니다. 술에 취한 것을 잠을 자는 것과 혼동하기 때문에 더욱 질 나쁜 수면으로 고생하는 사람이 늘어나고 있습니다. 술은 시시때때로 잠을 깨게 함으로써 잠을 산산조각 내 버립니다. 술은 꿈꾸는 수면(REM 수면)을 억제함으로써 부정적인 감정을 해소하지 못하게 합니다. 그 결과 오랫동안 술로 잠을 청하는 사람들은 멀쩡히 깨어 있는 상태에서도 예민하고 공격적인 성향을 보입니다. 때로는 낮에 환각, 망상 등 총체적인 혼란에 빠지기도 합니다. 정말 술은 가면을 쓴 수면 파괴자입니다.

⑧ 잠자기 전 과도한 식사나 수분 섭취를 제한하십시오.

※ 간단한 스낵은 수면을 유도할 수 있으나 과식은 수면을 방해할 수 있습니다.

• 식사 시간에 관한 원칙

〈다이어트 불변의 법칙〉이라는 베스트셀러로 유명한 하비 다이아몬드 박사는 '인체에는 24시간을 세 번으로 나눠서 각각 8시간 동안 우리 몸이 음식을 처리하는 큰 원칙이 있다'라고 말합니다.

이러한 인체의 8시간 주기에 맞춰서 먹어야 우리 몸이 생리적인 최적의 상태를 유지한다고 합니다. 즉 음식을 에너지로 잘 바꾸고, 노폐물도 잘 제거해서 비만에서 벗어나고 활력 있는 생활을 하기 위해서는 각각의 주기에 맞는 식사 패턴을 지켜야 한다는 것입니다.

이러한 8시간 주기를 지키지 못하고 시도 때도 없이 먹으면 인체는 정상적인 리듬을 잃게 됩니다. 인체에는 생체 시계가 있어서 하루 주기로 일정한 패턴이 반복됩니다. 하비 다이아몬드 박사는 아직도 원시 환경에서 살아가는 부족들의 식습관을 조사하여 다이어트에 이런 생체 시계의 개념을 적용했고 실험적으로 좋은 결과를 얻은 바 있습니다.

건강한 잠과 배설을 위해 하비 다이아몬드 박사가 추천하는 식사 시간을 간단하게 정리하면 다음과 같습니다.

첫째, 정오부터 저녁 8시까지는 음식을 먹는 시간(섭취 주기).

둘째, 저녁 8시부터 새벽 4시까지는 먹은 것을 활용하는 시간.

셋째, 새벽 4시부터 정오까지는 배출하는 시간, 허기가 진다면 과일과 채소를 섭취.

위의 원칙을 지키면 하루에 16시간의 공복 시간을 갖게 됩니다. 실제 공복 시간이 이 정도로 길어지면 항노화 유전자가 활성화됩니다. 전체적인 칼로리를 줄이는 것도 장수에 도움이 되지만 공복 시간을 길게 하는 것도 장수에 도움이 됩니다. 잠들기 전에 당신이 맛나게 먹은 야식은 밤새도록 위가 음식물을 처리하도록 철야 작업을 시키는 것과 같습니다. 당신의 가장 중요한 감각기관인 위와 장을 그렇게 괴롭히고도 꿀잠을 기대하는 것은 헛된 꿈이 아닐까요?

• 꿀잠과 음식의 관계

DASH(Dietary Approaches to Stop Hypertension)는 미국에서 혈압을 낮추고 심장을 튼튼하게 할 목적으로 만든 식사법입니다. 대체로 염분이 낮고 당부하지수가 낮은 음식으로 구성되어 당뇨에도 도움이 됩니다. 다음은 DASH 식사법에서 추천하는 음식들로 불면증과 만성통증을 겪는 분 외에도, 고혈압이나 당뇨로 고생하는 분들이라면 더욱 추천하는 음식들입니다. 참고로 당지수(GI : Glycemic Index)는 단번에 혈당을 높이는 정도를 표시한다는 면에서는 유용하지만 일회 섭취량을 잘 반영하지 못한다는 단점이 있습니다. 이를 보완하여 실제로 음식을 선택할 때 더 실용적인 지침이 되도록 하려고 고안된 지표가 *당부하지수(GL: Glycemic Load)입니다.

껍질을 깐 곡류가 대표적인 정제 탄수화물인데 흰쌀과 밀가루와 같은 현대인의 주식이 바로 정제 탄수화물입니다. 물론 설탕이나 액상과당 등 달콤한 맛을 내는 감미료도 정제 탄수화물입니다. '밥, 빵, 면'으로 대표되는 현대인의 주식은 이렇듯 모두 정제 탄수화물로 되어 있고 이런 음식이 중성지방 수치를 올려 인슐린 저항성을 높입니다. 세포 속으로 포도당이 들어가게 하는 호르몬인 인슐린이 제 역할을 못 할 때 인슐린 저항성이 생깁니다. 이 상태가 지속되면 당뇨로 발전합니다. 이것은 비만, 당뇨, 고혈압, 고지혈증으로 대표되는 대사증후군의 첫 연결고리가 될 뿐 아니라 만성적인 수면장애의 원인이 됩니다. 인슐린 저항성은 만성염증을 포함하여 암, 치매와 같은 각종 만성질환의 원흉으로 지목받고 있습니다.

• 꿀잠을 방해하는 음식
정제 탄수화물 (흰쌀, 밀가루 음식, 설탕이나 과당을 포함한 음식: 빵, 과자, 사탕, 초콜릿, 음료수 등)

당부하지수가 높은 음식 (GL 20이상) (콘플레이크, 떡, 구운 감자, 백미 밥, 청량음료 등)

• 꿀잠을 돕는 음식
DASH diet (Dietary approaches to stop hypertension: 혈압을 낮추고 심장을 튼튼하게 할 목적으로 먹는 음식) 통곡류, 견과류, 저지방 우유, 야채,

과일 등은 심장을 튼튼하게 할 뿐 아니라 질 높은 수면을 위해 도움이 됩니다.

당부하지수 낮은 음식 (GL 10이하) (콩, 배, 사과, 우유, 파인애플, 수박, 늙은 호박 등)

⑨ 잠자리에서 소음을 없애고, 온도와 조명을 안락하게 조절하도록 하십시오.

자연스러운 잠을 위해서는 인공적인 빛을 최소화하는 것이 중요합니다. 현대인의 꿀잠을 방해하는 가장 큰 범인을 알려 드리겠습니다. 바로 스마트폰 액정에서 나오는 청색광입니다. 청색광은 컴퓨터, 텔레비전의 LED 모니터에서도 나오지만 잠자리에서 현대인의 숙면을 방해하는 가장 큰 범인은 역시 스마트폰 불빛이죠.

깊은 잠을 위한 조도는 10룩스 이하가 좋습니다. 스마트폰에서 Lightmeter라는 앱을 이용하여 방의 스탠드나 간접조명 등의 조도를 확인할 수 있습니다. 조도는 빛을 내는 광원으로부터의 거리의 제곱에 비례하여 줄어들기 때문에 커다란 텔레비전 모니터라도 멀찌감치 떨어져 있으면 스마트폰의 불빛보다 오히려 자극이 덜할 수 있습니다. 물론 침실에 텔레비전을 두는 것은 바람직한 일이 아닙니다. 그러나 더 나쁜 것은 스마트폰을 보다가 잠이 드는 것입니다.

스마트폰의 청색광 자체가 깊은 수면을 방해하는 가장 큰 범인이지만 이것만이 문제는 아닙니다. 누워서 스마트폰을 들고 있는 자세는 목과 어깨의 근육들을 죄다 긴장시키기 때문에 목과 어깨의 근육통을 유발합니다. 스마트폰을 보면서 이런저런 영상과 뉴스를 보고 메시지를 확인하고 카톡을 주고받다 보면 어느새 30분, 한시간이 훌쩍 지나가게 되죠. 그 정도의 시간이면 목과 어깨의 긴장은 증가하고 눈의 피로는 낮에 일하는 것 못지않습니다. 그러나 정작 더 큰 문제는 잠자리에 누워서 스마트폰을 보는 것을 편안한 휴식으로 착각하는 사람이 너무 많다는 것입니다. 오히려 각성을 유발하거나 뇌를 더 지치게 만드는 일을 밤마다 반복하는 것이 문제입니다. 이렇게 지쳐서 피곤해지는 것을 마치 스마트폰이 잠을 유도하는 것으로 생각하는 사람도 있는데 이것은 엄청난 착각입니다. 잠자리에서 스마트폰을 보는 것은 불면증 환자에게는 정말 호환마마보다 무서운 것입니다. 당신의 소중한 잠을 미디어 사업을 번창시키는 데 갖다 바치고 싶은가요? 이런 상황을 마치 휴식처럼 느끼게 하는 것은 거대 기업의 교묘한 속임수입니다. 절대 속으면 안 됩니다.

창밖의 빛을 차단하기 위해서는 암막 커튼을 사용하는 것도 좋은 방법입니다. 특히 업무가 밤늦게 끝나거나 야간업무를 많이 하는 분들은 반드시 암막 커튼을 설치하여 빛을 차단하는 것이 숙면에 도움이 됩니다.

⑩ 과도한 스트레스와 긴장을 피하고 근육을 이완하는 법을 배우면 수면에 도움이 됩니다.

※ 요가, 명상, 가벼운 독서 등이 긴장을 줄이고 이완하는 대표적인 활동입니다.

일상적인 스트레스가 큰 문제가 되지는 않지만 과도한 스트레스는 그대로 몸에 각인되기 마련입니다. 특별히 불면증 환자는 잔뜩 민감해진 신경 시스템이 가벼운 자극에도 과도하게 반응하므로 스트레스에 대한 새로운 이해가 필요합니다.

스트레스를 줄이는 가장 효과적인 방법은 아이러니하게도 스트레스를 무조건 피하려는 태도를 버리는 것입니다. 불안한 사람의 스트레스에 대한 전형적인 반응은 회피입니다. 현대사회는 스트레스가 해로운 것이므로 가급적 피해야 한다고 떠들어 댑니다. 하지만 '스트레스는 삶에 대한 세금' 같은 것이기 때문에 지혜롭게 대처하면 줄일 수는 있겠지만 살아 있는 동안 완전히 피할 수는 없습니다. 스트레스를 줄이기 위해 애를 쓰는 것이 오히려 스트레스를 더 키우는 경우가 많습니다. 스트레스가 과도하다고 느낀다면 내가 관리할 수 있는 것인지 살펴보고 내 능력으로 줄일 수 있다면 줄이는 것도 좋은 방법입니다. 그러나 때때로 그렇게 쉽게 줄일 수 없는 경우도 있습니다. 스트레스 상황 그 자체보다는 그 상황에 대해 저항하는 마음이 더 큰 문제를 일으킵니다. 내가 줄일 수 없는 스트레스는 저항할 것이 아니라 활용할 방법을 찾는 것이 오히려 스트레스를 줄이는 길입니다. 왜냐하면 상당수의 스트레스는 자신이 어찌할 수 없는 것에 집착하는 데서 오기 때문입니다. 이런 과정을 거치면서 스트레스를 자신의 삶을 위한 자극제로 활용하는 것이 자연스럽고 지혜로운 일입니다. 자연스러운 것에 대해 강렬하게 저항하는 태도가 부자연스러운 것입니다. 불면증에 시달리면서도 끝없이 무언가를 향해 내달리는 환자에게 '건강한 잠과 평온한 삶이 성취와 바꿀 만한 것인지?' 물어봅니다. 아무도 그렇다고 바로 대답하지 않습니다. 하지만 그 갈망과 추구를 쉽게 놓지 못하는 것 또한 인간적이라고 볼 수 있을까요? 대답은 여러분의 몫입니다.

⑪ **잠자리에 들어 20분 이내 잠이 오지 않는다면, 잠자리에서 일어나 가벼운 독서, 음악 감상 등을 하면서 이완하고 있다가 졸리면 다시 잠자리에 들도록 하십시오.**

※ 이후 다시 잠이 안 오면 이러한 과정을 잠들 때까지 계속 반복하십시오. (하지만 기상시간은 아무리 간밤에 잠을 못 잤다고 하더라도 일정한 시간에 일어나도록 하시고 낮잠은 안 자도록 노력해야 합니다.)

침대에 눕는 것은 잠을 잘 때만 하라는 뜻입니다. 침대에 누워 뒤척거리다 보면 이런저런 생각이 떠오르기도 하고 머리맡에 둔 스마트폰을 집어 들기 쉽습니다. 그러다 보면 꿀잠은 또 저 멀리 날아가고 맙니다.

혹시라도 낮에 있었던 일 중 후회되는 일이 있다면 후회 대신 앞으로 이런 상황을 어떻게 슬기롭게 대처할지 메모를 해 두세요. 후회는 파산한 회사에 투자하는 것처럼 비생산적인 짓입니다. 인생의 소중한 자원인 시간과 의식적 에너지를 낭비하는 일입니다. 후회라는 감정이 올라온다면 즉시 알아차려야 합니다. '후회'라는 감정에게 줄 만큼 시간이 무한정 남아도는 사람은 아무도 없습니다. 다음에는 후회하지 않도록 어떻게 하면 좋을지 '계획'이라는 단어로 바꾸는 것이 좋습니다. 다음 날 해야 할 일들에 대한 걱정거리가 있다면 머리맡에 메모지를 두어서 즉각 메모를 해 두세요. 잠자리에 들기 전에 머릿속에 떠오르는 부정적인 생각들은 적어 놓고 덮어 두세요. 이제 메모장을 덮을 때 생각의 스위치를 끄는 연습을 해 봅시다. 동양철학자 최진석 교수는 이런 생각에는 생각이라는 이름도 붙일 수 없다고 합니다. 그는 이런 후회나 원망, 막연한 걱정을 '잡념'이라고 부릅니다. 인생을 낭비하게 만드는 것은 '생각'이 아니라 '잡념'입니다.

'해가 지도록 분을 품지 말라'고 말한 성경 말씀은 지혜로운 사람의 통찰을 보여 주고 있습니다. 2천 년 전 바울이 살던 시대에는 해가 지면 하루 일과가 끝나고 이내 잠자리에 들었습니다. 잠들 때 분을 품고 있으면 깊은 잠을 자기 어렵고, 깊은 잠을 자지 못하면 분노라는 부정적 감정이 해소되지 않습니다. 해소되지 않은 감정은 뇌리에 남아 장기기억으로 가게 됩니다. 장기기억은 뇌 속의 소프트웨어에 영향을 주죠. 앞으로도 더 쉽게 분노할 수 있는 신경

망을 뇌 속에 만들어 내는 것입니다. 이런 방식으로 해가 지도록 분을 품은 사람의 뇌는 일상에서 경험하는 사건 속에서 분노할 만한 일을 쉽게 인식하는 예민한 뇌를 가지게 됩니다. 결국, 잠들 때까지 품었던 부정적 경험이 자신의 경험의 질까지 바꿉니다.

불면증이 있는 분은 잠들기 전 자신의 인생에서 가장 소중하게 여기는 가치를 하나 적어 놓고 그 가치를 어떻게 이루어 낼 것인지 써 보는 것이 좋습니다. 가치관에 대해 분명하게 적어 보는 것은 단 한 번이라 하더라도 수년간 그 사람의 삶의 패턴을 바꿔 놓는 힘이 있습니다. 힘든 일은 일시적으로 여기고 좋은 일은 마음껏 누릴 수 있는 힘을 길러 줍니다.

만일 이런 수면 위생의 원칙을 모두 지키는데도 수면의 질이 너무 떨어져 일상생활이 어렵다면 수면 클리닉을 찾아서 도움을 받는 것이 좋습니다. 때로는 불가피하게 병원에서 약을 처방받거나 건강보조식품의 도움을 받더라도 그것이 나에게 잘 맞는지 기록을 통해 확인해 보아야 합니다.

다시 말하지만 '잘 산다는 것은 잘 잔다'라는 뜻입니다.

• • •

Q 맨발걷기 한 달째 하고 있는데요, 어떤 때는 마치 커피 먹은 것처럼 한잠도 자지 못하기도 합니다. 원인이 뭘까요? 산길에서도 황토에서도 다 잠을 못 이룬 적이 있는데 어제도 그랬습니다.

잠을 이루지 못하는 원인은 무척 다양합니다. 맨발걷기 후에 대부분은 잠을 더 잘 주무셨는데 드물게 잠을 잘 못 주무신다는 분이 있네요. 일단 위의 수면 위생 11가지를 체크해 보시고 본인에게 해당하는 내용은 없는지 살펴보시기를 바랍니다. 수면 위생을 모두 잘 지키는데도 맨발걷기가 수면을 방해하는 원인이라고 판단되신다면 저는 맨발걷기를 권하고 싶지 않습니다. 다른 그 어떤 효과보다도 수면의 효과가 장기적으로는 가장 강력하기 때문입니다. 다른 것들이 일부 좋아지더라도 잠을 설치게 한다면 중지하시는 것이 좋습니다. 그러나 많은 분들이 수면에 대해서는 좋은 경험을 가지고 계시니 맨발걷기 시간을 줄이시거나 좀 더 부드러운 바닥에서 해 보시고 차근차근 시간을 늘려 나가면서 불면증의 원인이 맨발걷기가 맞는지 확인하시기를 추천합니다.

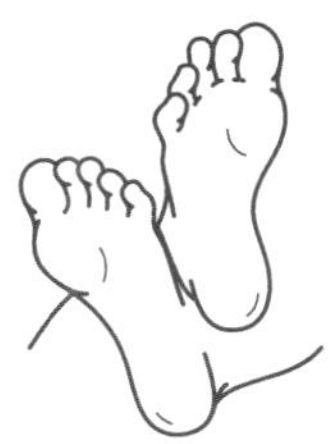

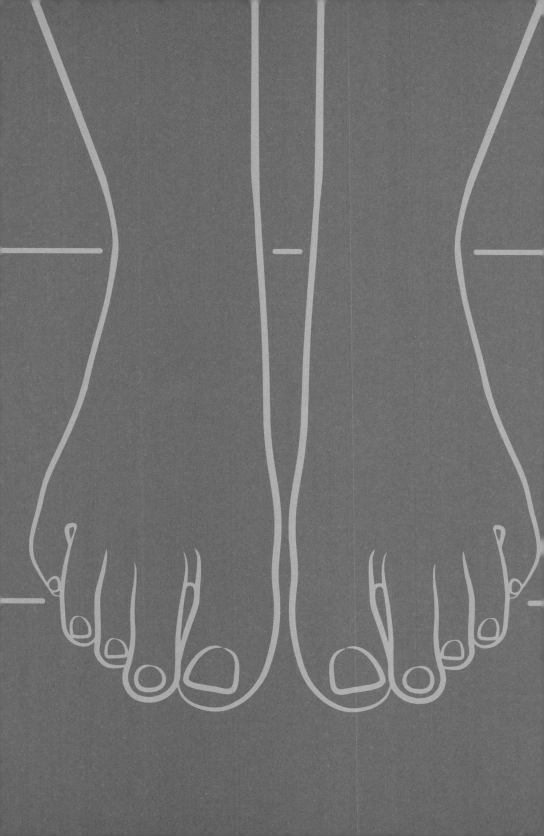

맨발의
또 다른 의미

맨발과
경영 이야기

저는 어렸을 때 후진국에 살다가 지금은 선진국에 살게 되었습니다. 제가 대한민국 땅에서 사는 것은 변함이 없는데 우리나라는 상당히 많은 발전을 이루었습니다. 그때보다 지금이 훨씬 잘 먹고 잘살기는 하는데 삶 그 자체가 더 좋아졌는지에 대해서는 분명하게 말하기가 어렵습니다. 지금의 대한민국은 제가 10대 때보다 1인당 명목 국민총소득이 무려 10배나 많아졌습니다. 1988년 1인당 명목 국민총소득이 340만 원이었는데 2017년도는 3,364만 원입니다.

그런데 자살률도 10배나 많아졌습니다.

제가 많이 치료하는 척추측만증도 10배 더 많아졌습니다.

뭔가 좀 이상하지 않습니까?

10배나 잘 살게 되었습니다. 그런데 10배나 많이 죽어 갑니다. 아이들의 척추는 10배나 더 휘어지고 있습니다.

거기다 젊은이들은 결혼도 하기 힘들고 했더라도 더 이상 아기를 낳으려고 하지 않습니다.

뭔가 이상한 사회 같지 않습니까?

"돈을 많이 벌고 잘 살면 장땡이야!"라고 믿고 다들 학교에서도, 회사에서도, 심지어는 가정에서도 모두들 그렇게 밀어붙입니다. 그런데 뭔가 좀 이상한 것 같습니다. 뭔가 앞뒤가 안 맞는 느낌입니다.

열심히 살고, 많이 죽어 가는 이상한 우리 사회가 좀 더 안전하고 평화롭기를 바랍니다.

저는 이렇게 이상한 사회가 맨발걷기를 통해서 사회적인 안전망을 확보하고 다음 세대에게 좀 더 평화로운 미래를 물려줄 수 있다고 확신합니다.

맨발로 수성못이나 앞산자락을 걷고 있다 보면 다들 서로 좀 더 편안한 낯빛으로 그 순간을 즐기는 사람들을 많이 만납니다. 맨발로 걸으면 자기만의 속도가 중요하지 경쟁은 전혀 중요하지 않습니다. 맨발로 걷다 보면 우리 모두가 지구와 접촉해 있다는 느낌이 듭니다. 저쪽에서 걷는 사람과도 접촉해 있고 나무와도 접촉해 있고 풀과도 접촉해 있습니다. 심지어는 촐랑대며 걸어가는 강아지와도 연결되어 있습니다. (물론 신발 신은 강아지는 제외입니다.)

강아지, 풀, 나무, 사람⋯ 모두가 나와 연결되어 있다는 느낌을 받습니다.

요즘 기업의 미래전략에서 피할 수 없는 화두가 환경(Environment)과 사회(Social), 지배구조(Governance)입니다.

내가 따로 있고 남이 따로 있는 상태에서의 환경과 사회를 위하는 것도 필요하고 좋은 일이지만 온전한 자비는 아닙니다. 왜냐하면 나와 남이 구별되어 있는 분별심에서 나온 일이기 때문입니다. 개체적으로는 분명히 다르지만 높이 떠오른 시선에서, 지구인으로서

서로를 바라보면 우리 자신과 환경, 사회는 여럿으로 나눠진 게 아님을 알게 됩니다. 그래서 마치 무거운 물건을 들 때 나의 오른손이 왼손을 돕는 것처럼 서로를 돕게 됩니다. 불교에서는 이것을 동체대비심(同體大悲心)이라고 합니다. 한 몸이 되어 발휘하는 자비심이라는 말입니다. CEO의 시선이 이렇듯 높아지면 기업의 품격도 함께 높아집니다. 그러니 반드시 여러분 직장의 CEO에게도 맨발걷기를 권하셔야 합니다. 요즘 경북도청에서는 도지사가 직접 맨발걷기 전도사가 되어 직원들이나 외부에서 방문한 귀빈들과도 함께 도청에 마련한 맨발걷기 코스를 같이 걷기도 한다고 합니다. 무척 반가운 소식입니다.

ESG는 기업의 의무가 아니라 의식이 진보한 조직이 살아가는 방식입니다. 이제 기업이 경쟁에서 살아남는 것을 지상과제로 삼아서는 생존이 어렵습니다. 규모에 관계없이 기업은 동체대비심을 발휘하여 전 지구적으로 영향력을 확장해야 합니다. 단지 많은 해외지사를 가지고 더 많은 현지 판매처를 늘리는 것만이 기업의 확장이 아닙니다. 기업이 살아가는 것이 자신의 역량으로만 이루어지는 것이 아님을 깨닫는 것은 맨발로 지구와 만나는 사람들이 자신의 몸이 이웃과 환경, 우주와 연결되어 있음을 깨닫는 것과 닮아 있습니다.

저와 같이 맨발걷기를 시작한 지 몇 달 되지 않는 후배가 있습니

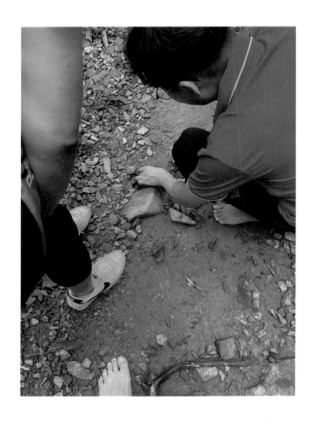

다. 그 후배와 친한 지인들이 몇 분 모여서 일요일 아침 앞산공원
을 맨발로 걸으면서 지구별 소풍을 만끽하던 중이었습니다. 그 후
배는 맨발로 걷다 보니 바닥에 박혀 있는 유리조각이나 비닐봉지
등이 마음에 걸렸던 모양입니다. 맨발로 걷다 말고 깊이 박힌 유
리조각을 파내어 들고 산을 내려왔습니다. 저도 맨발로 산에 올라
갈 때, 종종 작은 봉지를 가지고 가곤 합니다. 인간에게 많은 것
을 그저 베푸는 지구의 한 귀퉁이에 박힌 상처를 치유하려는 것

이죠. 그래 봐야 지구가 인간에게 주는 것에 비하면 아무것도 아니지만요.

맨발로 지구와 내가 연결되어 있음을 피부로 느낀다면 ESG 경영은 더 이상 법으로 정해서 지켜야만 하는 의무가 아닙니다. 맨발로 살아가는 사람들의 자연스러운 삶의 형태이기도 합니다.

맨발로 하는 자기경영

맨발로 지구와 만나고 세계와 연결되는 이 느낌을 바탕으로 우리 사회에서 갈수록 부족해지는 신뢰 자본도 확충할 수 있다고 봅니다.

바로 옆자리에 있는 친구가 나의 경쟁자라는 인식을 심어 주는 학교 시스템은 평화로운 소풍을 전쟁으로 만듭니다. 그렇게 학교를 졸업하고 취업 전선에 뛰어 들고, 겨우 취직을 하고 나면 다시 승진을 위해서 동료를 경쟁자로 여기게 되기도 하죠. 이런 분위기에서 살면 자신이 늘 전쟁터에서 전투하고 있는 사람이고 눈앞에 보이는 사람은 적이라는 느낌을 갖게 됩니다.

이런 분위기에서 창의성은 어림도 없는 이야기입니다. 언제나 교감 신경이 항진되어 소화도 잘되지 않고 스트레스가 잔뜩 쌓여 깊은 잠을 자기도 어렵습니다. 늘 뒷목과 어깨는 단단하게 굳어 있고 그런 스트레스를 해소하기 위해 달달한 음식이나 술을 찾고 늦은 밤 침대에 누워 스마트폰으로 이런 저런 영상들을 보게 됩니다. 결국 체력은 바닥나고 만성염증이 생기며 고혈압, 고지혈증, 당뇨와 비만 등 생활 습관이 무너지면서 생기는 다양한 병들이 일상이 되고 맙니다. 이것은 평화로운 소풍날을 전쟁터로 만들어 놓은 대가를 치르는 것이나 마찬가지입니다.

최근에 있었던 초등학교 어느 선생님의 안타까운 소식, 어린 학생들의 극단적인 선택, 세계에서 가장 높은 노인 자살률을 보이는 꽤 잘 사는 나라… 이런 아이러니한 사회는 어쩌면 연결이 끊어진 사회의 단면을 보여 주는 것 같습니다. 이 문제는 국민소득만 높이 올라간다고 해결될 것 같지는 않습니다.

우리가 환경을 돌보며 후손들에게 더 평화로운 세상을 물려주면서도 지속적으로 성장하려면 맨발로 지구와 만나는 것이 필요합니다. 그러기 위해서 많은 지자체들이 맨발로 걸을 수 있는 안전한 환경을 좀 많이 만들어 주시면 좋겠습니다.

심장이 빨리 뛰는 것을 두근두근한다고 합니다. 그런데 연결이 부족한 사람은 평소 다른 사람과 세상을 불안하게 바라보며 여기가 마치 전쟁터 같다고 느낍니다. 이런 느낌을 갖는 사람은 자기도 모르게 두근두근하면 불안하다고 해석합니다.

반면, 연결이 잘되어 있는 사람은 두근두근하면 설렌다고 해석합니다. 저도 보통 때는 새로운 사람을 만날 때나 낯선 환경을 만날 때 들려오는 두근두근하는 심장의 소리를 설렌다고 해석합니다. 그러면 얼굴에 가벼운 웃음과 긴장이 함께하지요.

그러다가 몹시 힘든 날이 늦가을 첫서리처럼 문득 찾아옵니다. 그럴 때는 저도 이 세상에 아무도 나와 연결된 사람이 없는 것 같은 느낌이 들기도 합니다. 그땐 아침 일찍 맨발로 지구와 만나러 갑니다. 고요한 마음으로 지구와 접촉합니다. 나의 근원이고 언젠가 내가 돌아갈 고향 같은 지구의 품과 맨몸으로 만납니다. 발로 전해져 오는 지구의 속삭임을 듣곤 합니다. 어쩌면 이 시간은 나의 내면과 만나는 때인지도 모릅니다.

언제나 지금 살고 있는 이 지구별에 마치 소풍 온 느낌이 든다면 얼마나 좋을까요? 늘 그럴 수는 없더라도 좀 더 자주 그런 느낌으로 살아갈 수 있다면 그것도 참 좋은 일이 아닐까요?

인생의 후반전을 뛰고 있는 사람들도 두근두근할 때마다 불안이 아니라 설레는 느낌을 가지고 오늘 하루도 소풍날처럼 지내면 어떨까요?

인생의 후반전을 뛰고 있는 사람들이 맨발로 걷다가 냇물에 모였습니다. '여기는 지구별'이라는 표시로 함께 사진을 찍어 보았습니다. 이러고 놀면 정말 여기는 전쟁터가 아니라 놀이터라는 느낌이 들죠.

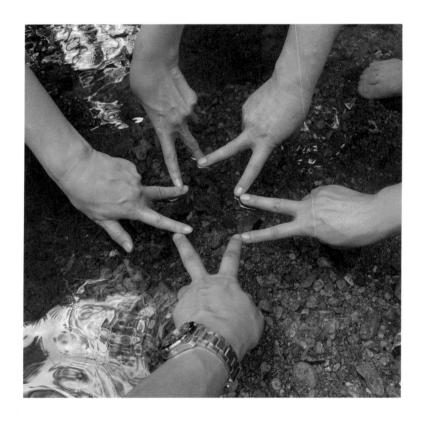

맨발로 지구와 접촉하시고 두근두근 설레는 지구별 여행을 해 보시기를 추천합니다.

맨발로 만나는
또 다른 세계

온 사회가 경쟁이란 전쟁터에 놓인 듯…

어린 양과 사자가 같은 곳을 바라보면서 포근한 풀밭에서 서로 사
이좋게 지내면 참 좋을 텐데 실제 우리가 살아가는 세상은 그렇지
않죠?

지금 대한민국은 사회적인 불안과 긴장이 무척 큰 사회입니다. 누
가 그런 분위기를 조성하는지 범인을 꼭 집어 이야기할 수는 없지
만 사회적인 긴장이 부풀 대로 부푼 풍선처럼 팽팽하고 아슬아슬
하게 느껴집니다. 학교에서 성적이 조금 떨어지면 큰일 날 것처럼
법석을 떨고 남들 다 가는 대학을 못 가면 무슨 큰일 날 것처럼

야단이 납니다. 대기업에 들어가거나 공무원이 되지 못하면 전쟁터에서 패잔병이 된 듯 여겨지기도 하죠. 남들이 집을 살 때 집을 못 사면 큰일 나는 것처럼, 남들이 코인이나 주식, 부동산으로 대박 칠 때 아무것도 하지 않으면 자기 혼자 낙오자가 되는 것처럼 느끼기도 합니다.

자세히 살펴보면 모든 스트레스가 대부분 경제적 이득과 연관이 있습니다. 학교에서 공부를 하는 것도 결국 좋은 대학에 가서 좋은 직업을 갖기 위해서이고 집을 사는 것도 자신의 현재 삶을 위해서가 아니라 투자의 하나로 생각합니다. 결국 자신의 행동 하나하나가 돈이 되지 않으면 무의미한 것처럼 느끼도록 사회적 분위기가 만들어지고 있습니다. 경제적 이익을 추구하는 것이 자본주의 사회에서는 당연한 일 같지만 반대로 그런 생각이 경제적 이익으로 연결되지 않는 일도 많습니다. 오히려 공부를 할 때는 공부그 자체가 어떤 의미가 있는지 깊이 파고들어가서 본질을 만나는 기쁨을 얻는 것이 중요합니다. 만일 어떤 의사가 의학 공부를 하면서 이 수술이나 처치가 얼마나 이득이 되는지만 신경 쓴다면 그런 의사에게 수술을 받거나 처치를 받는 환자는 얼마나 불행할까요? 이 의학 지식이 환자의 삶을 얼마나 연장하고 삶의 질을 얼마나 높일 수 있는지 고민해야 좋은 의사가 될 수 있지 않을까요?

그런데 언제부턴가 이렇게 비교하고 경쟁하여 생긴 스트레스가 대한민국 사회에는 굉장히 많아졌습니다. 사방에 맹수들이 돌아다니는 정글에서 살고 있다는 느낌을 받게 되죠.

맨발로 만나는 평화로운 세계

맨발 효과를 과학적으로 검증하는 과제 중에 스트레스 개선, 수면의 질 향상, 통증 회복 등이 있었습니다. 경험적으로는 이런 것들이 좋아진다는 분이 차고 넘칩니다. 소규모 논문에서도 입증이 된 내용들입니다. 맨발걷기가 아직은 의학 교과서에 실려 있지는 않지만 현재까지의 결과만 놓고 보아도 이런 좋은 효과는 어느 정도 인정할 수 있습니다. 그러나 맨발걷기가 앞으로 의학의 범주 내로 들어오려면 좀 더 정밀한 실험과 대규모의 검증이 필요할 것입니다.

잠도 잘 자고 많이 아프지 않고 크게 스트레스가 없다면 어떻게 될까요?

그러면 사는 게 그냥 좋다는 생각이 듭니다. 자기 몸에 대해 불만이 없어지고 스스로에 대한 신뢰가 높아집니다.

그런데 잠도 잘 못 자고 매일 아프고, 스트레스가 많다면 자기 몸에 대한 신뢰가 떨어집니다. 사는 것이 힘들다는 느낌이 들고 세상이 무척 버겁게 느껴질 수 있습니다. 이런 상태에 있는 사람들이 서로 모여서 같이 공부하거나 일을 한다면 어떻게 될까요?

조금만 자기 생각과 잘 안 맞아도 큰 소리를 내거나 서로를 비난하는 일들이 많아집니다.

그래서 저는 맨발걷기의 효과 중 이런 연구가 빨리 이루어져야 한다고 봅니다.

서로서로 돕는 것이 일상이었고 그것이 우리 민족의 가장 강력한 특성이었는데 어느새 우리 사회는 굉장히 신뢰가 낮은 사회가 되었습니다.

요즘은 흔히들 지금의 사회 상황을 한 마디로 이렇게 정의합니다.

'각자도생(各自圖生)!'

경쟁을 강조하다 보니 연결된 사회였던 대한민국을 각자도생의 사회로 해체해 버린 것입니다. 내 살길은 내가 알아서 찾아야 된다는 말이 자립심을 기르라는 뜻이 아니라 특별히 신뢰하고 따를 만한 사람이 없다는 의미가 되어 버렸습니다.

그런데 전반적으로 이렇게 신뢰가 떨어져 있고 각자 알아서 살아야 하는 사회는 불안한 전쟁터 같은 곳입니다. 전쟁터 같은 사회에서 어떻게 창의성을 발휘하고 우리가 행복을 누리며 다른 사람들과 자유롭게 마음을 나눌 수 있을까요?

거의 불가능에 가깝습니다.

저는 맨발걷기를 통해서 사회적인 연결을 확보하고 신뢰 자본을 확충할 수 있다고 봅니다. 대한민국이 앞으로도 지속적으로 성장할 수 있는 사회를 만들어 가기 위해 가장 중요한 사회적 자본은 큰 도로나 공항보다 사회적 신뢰 자본이라고 저는 믿습니다.

"우리는 모두 지구인!"

얼마 전 국회에서 발표할 때 일본에서 학생과 교수님 몇 분이 참가하셨습니다. 일본 학생 중 케이팝을 좋아해서 한국말을 굉장히 잘하는 친구도 있었습니다. 저는 일본말을 조금밖에 하지 못하는데 그 학생이 한국말을 워낙 잘해서 유쾌하게 몇 마디 대화를 나눈 기억이 있습니다. 그때 비가 많이 왔는데 빗속에서 여의도 둔치를 맨발로 걷다 보니까 우리 사이에 벽이 없어지는 것 같았습니다. 물론 과거의 역사와 관련되어 해결할 것은 해결해야 하고 거울로 삼아야 할 것은 또 그렇게 해야 할 것입니다. 한편, 사과를 하는 사람도 높은 자존감과 평화로운 마음을 가진다면 진실을 마주할 용기가 생기고 더욱 진심을 담아 사과할 수 있지 않을까요?

제가 그날 강연할 때 마지막에 이런 얘기를 드렸습니다.

우리가 겉으로 볼 때는 경상도 사람과 전라도 사람, 노인과 젊은이, 한국 사람과 일본 사람… 모두가 다르게 보입니다. 지역적으로 다르고 나이가 많고 적음에 따라서, 국적에 따라서… 우리 모두는 다 다른 것처럼 보입니다. 그런데 맨발로 함께 걷다 보면 우리가 다 지구를 통해서 하나로 연결돼 있구나 하는 느낌을 받습니다. 그래서 맨발로 온 인류가 하나로 만날 수 있게 됩니다.

"우리는 모두 지구인!"

맨발로 함께 걷다 보면 우리가 한국인도 아니고 일본인도 아닙니다. 경상도 사람도 아니고 전라도 사람도 아닙니다. 노인도 젊은이도 아닙니다. 맨발로 지구를 딛고 서면 "우리가 그냥 다 지구인이구나!" 하는 생각이 듭니다.

하나하나 사람을 다 쪼개 놓는 것은 정치가가 많이 하는 작당입니다. 쪼개 놔야지 자기 편 만들고 표를 얻기 쉬우니까요. 정치가가 흔

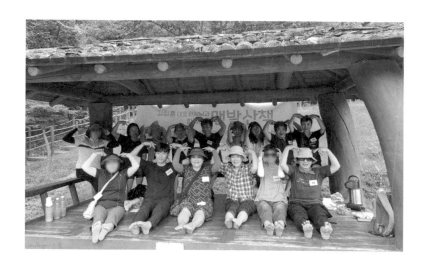

히 하는 그런 장난에 우리 국민이 놀아나지 않았으면 좋겠습니다.

그러면 우리가 어디 더 좋은 곳으로 자꾸 가야 한다는 등의 초조하거나 불안한 생각을 하지 않고 여기가 바로 거기가 아닌가 하게 됩니다. 이렇게 시각이 달라지면 헬조선이 즉시 천국이 될 수도 있습니다.

얼마 전 저희 병원 유튜브 시청자와 환자분 중 함께 맨발걷기 하고 싶은 분들이 모였습니다. 함께 걷고, 함께 얘기하며 가을의 정취와 지구가 주는 풍성함에 취했습니다.

그러는 동안 마음 깊은 곳에서 이런 목소리가 올라왔습니다.

"여기가 바로 거기다!"

뉘엿뉘엿 해가 넘어가고 달님이 수줍게 눈웃음치는 산 아래 마을 낡은 담벼락 위에 얌전히 앉은 냥이와 눈이 마주쳤습니다. 달님을 따라 하는지 나를 보고 수줍게 눈웃음칩니다.

이런 평화로운 느낌을 자주 누릴 수 있도록 해 주는 것이 바로 맨발걷기라고 생각합니다.

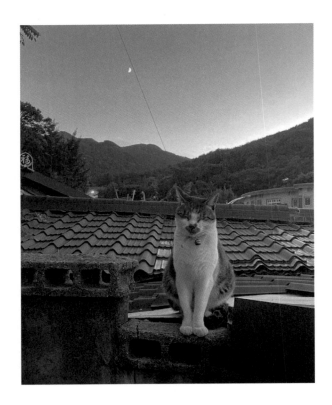

성경에는 "너희 보물을 하늘에 쌓아 두라!"라고 합니다. 그런데 맨발걷기를 하다 보면 어쩌면 "보물은 우리 발아래에 있는지도 모른다."라는 생각을 자주 하게 됩니다.

바로 지구가, 이 땅이 하늘이 우리에게 허락하신 가장 큰 보물이 아닐까? 하는 생각이 듭니다.

신발을 신고 이 보물과 자꾸 단절되어 살려 하지 않고, 맨발로 걸으며 하나로 연결되어 염증을 줄이고 건강한 잠을 자며 이 세상이 이렇게 하나로 연결되어 있음을 매일 깨닫는다면 정말로 만족하지 않을까요?

현대인들은 멋진 신발 안에다 발을 가둬 놓고 너무 혹사시키고 있습니다. 발이 충분히 기분이 좋은 상태를 바로 만족(滿足)이라고 합니다.

지금 우리 사회가 행복하지 못한 것은 깨방정 떨 만큼 즐거운 일이 많지 않아서가 아닙니다. 발이 만족하지 못하기 때문에 그런 게 아닐까 합니다. 연결의 소중함을 언제부터인가 잃어버린 후로 행복도 함께 사라진 것이 아닐까요?

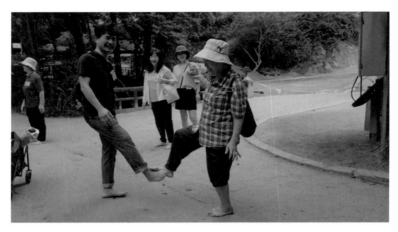

맨발로 걸으며 환자분과 발로 하는 악수手! 악족足이라고 해야 하나? 하하

오늘부터라도 바로 신발 벗고 가까운 흙길을 찾아서 맨발로 한번 걸어 보시기를 추천합니다.

맨발로 명상 효과까지…

제가 몇 년 전부터 명상을 하면서 문득 알아챈 것이 있습니다.

"생각은 활성산소 같은 것이 아닐까?"

활성산소는 호흡을 하면서 반드시 생길 수밖에 없는 것이고 효율적인 생존을 위해서는 불가피한 것입니다. 그러나 과도하면 내 몸을 공격하고 유전자를 파괴합니다. 활성산소는 적당한 수준에서 통제되어야 합니다. 평온한 환경에서는 많이 만들어지지 않습니다.

마찬가지로 현대를 살아가는 우리에게도 생각이란 놈이 활성산소처럼 작용합니다. 경쟁을 통해 무언가 많이 확보하려는 생각이 온 사회를 물들이고 있습니다. 이렇게 과도하게 생존에 집착하게 만드는 생각은 우리의 삶을 무너뜨립니다. 더 많이 쌓아 두고 더 높이 올라가야만 생존에 유리할 것이라는 생각은 오히려 삶을 더욱 피폐하게 하기도 합니다. 오히려 개인의 생존에 집착하는 좁디좁은 개체적, 입자적 생각을 내려놓고 떠올라 보면 전체적, 우주적 생명의 연결이 보입니다. 이웃도 보이고 환경도 눈에 들어옵니다.

최근 서구 세계에서는 명상이 일상화되어 가고 있습니다. 물질적 풍요가 넘쳐나도 결국 가장 중요한 것은 마음의 풍요임을 그들도 알게 된 것이죠. 물론, 과학기술과 물질적 풍요도 중요합니다. 이제 대한민국 사회도 세계 어느 나라 부럽지 않은 기술 발전과 물질적 풍요는 어느 정도 이루었습니다. 이 분야에서 앞으로도 더욱 발전하려는 노력이 당연히 필요합니다. 그렇지만 그 가운데 마음의 풍요로움에 대해서는 아예 뒤편으로 제쳐 둔 것 같아 안타깝기만 합니다. 사람은 마음의 평화와 풍요로움만으로 살아야 한다고 주장하려는 것은 아닙니다. 우리나라는 절대적 빈곤에서 벗어나 이제는 세계에서 열 손가락 안에 드는 경제대국이 되었음에도 여전히 가장 많은 사람들이 자살하는 나라로 남아 있습니다. 이것은 우리가 그렇게도 치열하게 살아가는 삶의 방식을 멈추고 되돌아보아야 할 필요가 있다는 뜻입니다.

명상은 우선 습관적으로 반복하던 생각의 패턴을 멈추는 것(止)입니다. 그런 생각이 어디에서 시작되었는지 그 시작점을 고요한 마음으로 바라보는 것(觀)이 명상입니다. 고통과 번민 그 자체가 아니라 이것들이 시작된 자리가 어디인지 가만히 살펴보는 것입니다.

이렇게 하는 것을 '알아차림', '마음챙김' 또는 지관(止觀)이라고도 합니다.

명상을 하는 분들은 순간순간의 알아차림을 중요하게 여깁니다. 지금 이 순간 내 눈 앞에 펼쳐지는 숲속의 풍경, 귓전을 울리는 새소리, 코끝을 스치는 알싸한 가을바람을 타고 온 내음, 혓바닥으로 느껴지는 미묘한 맛, 내 발에 닿는 흙의 촉감과 같은 모든 감각을 생생하게 느끼고 알아차리는 것이 매우 중요합니다. 이런 감각 정보를 통해서 내가 지금 이 순간 이곳에 오롯이 있음을 알아채게 됩니다.

그런데 우리의 평화로운 감각에는 이런 것들보다 훨씬 더 중요한 감각이 있습니다. 바로 자신의 몸 내부에서 올라오는 내수용 감각입니다. 심장은 얼마나 빨리 뛰는지, 호흡은 얼마나 깊은지, 창자는 잘 움직이고 있는지를 알아차리는 것이 내수용 감각입니다. 내수용 감각이 평화롭지 않다면 어떤 일이 생길까요? 갑자기 심장이 불규칙하게 뛰고 식은땀이 계속 난다면 우리는 지구별 소풍을 결코 평화롭게 할 수 없습니다. 그래서 명상을 하는 분은 자신의 몸을 평화롭게 유지하기 위해서 늘 열심히 일하는 심장과 위, 창자 등 모든 장기에게 감사한 마음을 갖습니다. 발에서 올라오는 고유수용성 감각도 내 몸의 위치를 파악하기 위해서 매우 중요합니다. 맨발걷기를 하면 내수용 감각과 고유수용성 감각이 함께 발달하면서 내 몸에 대해 좀 더 너그럽고 평화로운 마음, 고마운 마음을 가질 수 있습니다.

예수님 자신이 이 땅에 온 목적을 이렇게 이야기합니다.

"양으로 생명(삶)을 얻게 하고, 더 풍성히 얻게 하려는 것."

예수님은 많은 기독교인을 교회에 등록하기 위해서 왔다고 하지 않았습니다. 그 당시 로마의 식민지에서 팍팍한 삶을 살던 사람들을 전통과 종교라는 이름으로 이중으로 옥죄는 유대교 지도자들이 있었습니다. 그들이 만들어 둔 프레임 때문에 삶이 더욱 무겁게 느껴졌을 사람들에게 예수는 풍성한 삶을 주고 싶었습니다. 그래서 저는 이 말을 무척 좋아합니다. 우리말 성경에는 생명이라고 번역했지만 '삶'이라고 번역하는 것이 제게는 더 좋습니다. 제게 삶은 '살아

'감'이라는 뜻도 되지만 '사람'이라는 의미도 되는 것 같습니다. 맨 뒤에 네모에다 동그라미 하나만 붙이면 '사랑'도 되죠.

우리의 지갑이 풍성한 것도 좋지만, 우리의 삶과 사랑이 더욱 풍성해지는 것이 어쩌면 행복한 인생의 핵심이 아닐까요?

맨발로 지구와 만나면 잃어버렸던 많은 감각이 살아나고 삶은 더욱 풍성해집니다.

돈을 많이 벌어서 통장에 잔고가 든든해지고 맛난 것을 많이 먹는 것도 삶을 풍성하게 하는 한 가지 방법입니다. 그러나 감각이 이렇게 풍성하게 되살아나지 않으면 삶이 통째로 늘 풍성하기가 어렵습니다. 맨발로 걸으면 어릴 적 모든 것들이 신기하고 호기심이 넘쳤던 그 시절로 되돌아가는 듯합니다. 등산로 옆으로 늘 지나쳐 왔던 냇물이 콸콸 흐르며 산을 가득 메우는 그 소리도 새롭고, 계절이 바뀌며 발바닥을 통해 느껴지는 알싸한 느낌도 새롭습니다. 봄이 되어 발바닥에 포근한 기운이 느껴지면 그렇게 반가울 수가 없습니다. 맨발로 걷다 보면 매 계절마다 새로운 세계를 만나는 것 같습니다.

여러분도 이 새로운 세계로 초대합니다.